1日10分！

大人の脳トレ 名作なぞり書き

諏訪東京理科大学教授〔監修〕
篠原菊紀

青春出版社

脳がみるみる若返る！

はじめに

「なつかしい」が脳にいい

認知症や認知機能の低下予防に「回想療法」が用いられます。
「回想療法」というのは、
若かりしころのことを思い出し、脳の活性化を目指す方法です。

たとえば、オリンピックの記事を見てあれこれ話したり、なつかしい曲を歌ったり。
「なつかしい記憶」に触れると、
感情の中核で、脳の奥にある大脳辺縁系《だいのうへんえんけい》などが活性化し、
脳全体が働きやすくなるのです。

この本は、だれもがむかし教科書などで学んだことがある名作に触れて、
音読、なぞり書きといったさまざまな活動を通して脳の活動を高める、
回想療法的な効果を狙っています。

楽しみながら脳を活性化させる

なつかしい文章を読むと、

「なぞり書き」で、

なつかしい記憶や、それを読んだころの雰囲気がよみがえりやすく、
快感にかかわるドーパミンや、癒しにかかわるセロトニン、
オキシトシンなどの分泌が増え、脳が心地よく刺激されます。

さらに読み味わった名文を、見ながら、手指を動かしてなぞり書くことで、
前頭前野《ぜんとうぜんや》が活性化し、楽しみながら、
脳をイキイキとした状態に導くことが期待できます。

また、子どものころには気づかなかった
名作の魅力を新たに発見したり、だれかに話したり。
そんなコミュニケーションが、いっそう脳機能を向上させる助けとなるのです。

元気な脳で、心豊かな生活を

名作なぞり書きは、モチベーションが維持しやすく、
バランスよく脳を活性化できるよい脳トレになります。
心地よく楽しみながら元気な脳を育て、
心豊かな生活をエンジョイしましょう！

諏訪東京理科大学教授
篠原菊紀

【本書の使い方】

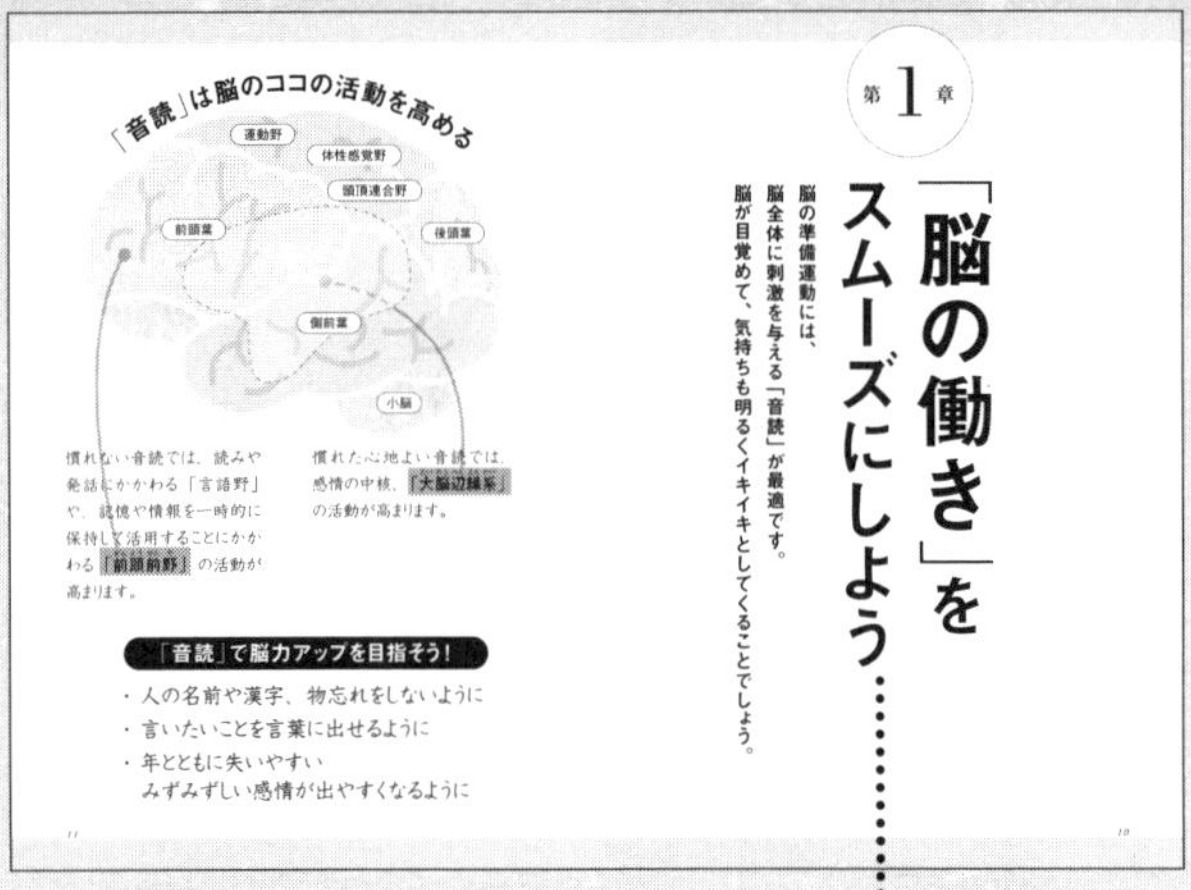
第1章

「脳の働き」をスムーズにしよう……

脳の準備運動には、
脳全体に刺激を与える「音読」が最適です。
脳が目覚めて、気持ちも明るくイキイキとしてくることでしょう。

10

「音読」は脳のココの活動を高める

慣れない音読では、読みや発話にかかわる「言語野」や、記憶や情報を一時的に保持して活用することにかかわる「前頭前野」の活動が高まります。

慣れた心地よい音読では、感情の中枢、「大脳辺縁系」の活動が高まります。

「音読」で脳力アップを目指そう!

・人の名前や漢字、物忘れをしないように
・言いたいことを言葉に出せるように
・年とともに失いやすい
　みずみずしい感情が出やすくなるように

11

効果を高めるトレーニングのコツ

最初に
脳トレの準備

活動の効果を知る

章ごとに活動のテーマを設け、
名作を脳トレに最適なプログラムになるよう並べました。
運動と脳機能は連動しています。
たとえば「音読」は、大脳辺縁系《だいのうへんえんけい》を刺激して感情を豊かに、
「情景を思い描く」ことは、後頭葉《こうとうよう》を刺激して想像力・表現力を高めます。
そうした効果を自覚しながら活動に取り組むと、
よりいっそう脳機能が高まります。

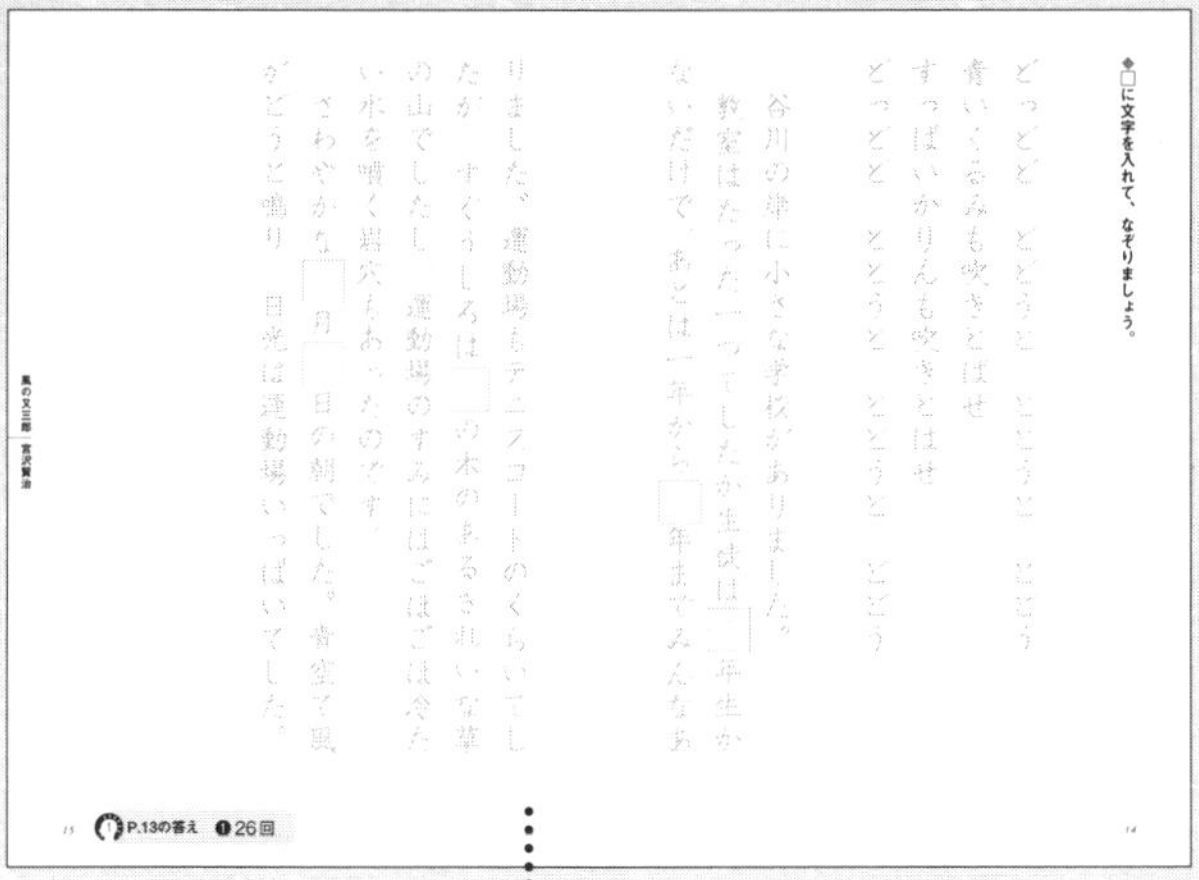
◆□に文字を入れて、なぞりましょう。

どっどど　どどうど　どどうど　どどう
青いくるみも吹きとばせ
すっぱいかりんも吹きとばせ
どっどど　どどうど　どどうど　どどう

谷川の岸に小さな学校がありました。教室はたった一つでしたが生徒は□年生がないだけで、あとは一年から□年までみんなありました。運動場もテニスコートのくらいでしたが、すぐうしろは□の木のあるきれいな草の山でしたし、運動場のすみにはごぼごぼ冷たい水を噴く岩穴もあったのです。
さわやかな□月□日の朝でした。青空で風がどうと鳴り、日光は運動場いっぱいでした。

P.13の答え　❶26回

風の又三郎　宮沢賢治

15　14

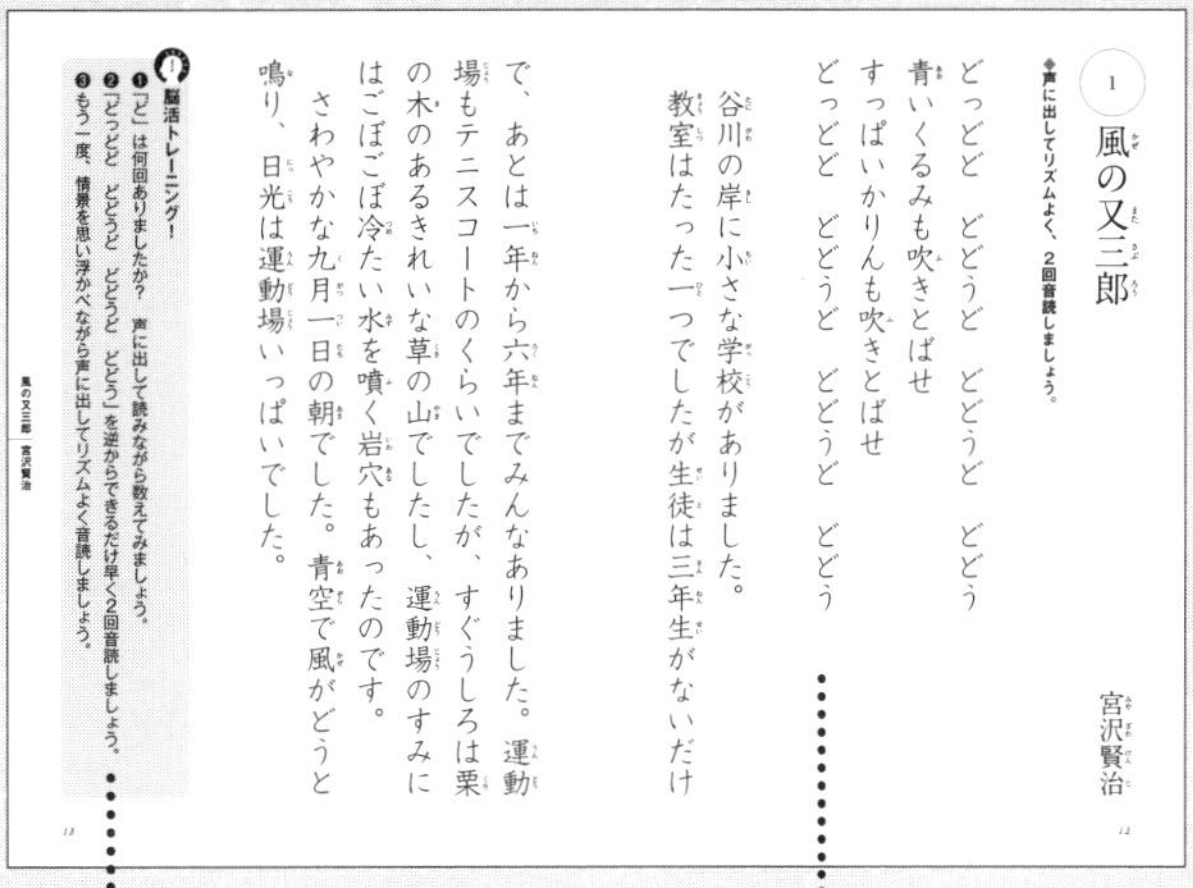
1 風の又三郎

宮沢賢治

◆声に出してリズムよく、2回音読しましょう。

どっどど　どどうど　どどうど　どどう
青いくるみも吹きとばせ
すっぱいかりんも吹きとばせ
どっどど　どどうど　どどうど　どどう

谷川の岸に小さな学校がありました。教室はたった一つでしたが生徒は三年生がないだけで、あとは一年から六年までみんなありました。運動場もテニスコートのくらいでしたが、すぐうしろは栗の木のあるきれいな草の山でしたし、運動場のすみにはごぼごぼ冷たい水を噴く岩穴もあったのです。
さわやかな九月一日の朝でした。青空で風がどうと鳴り、日光は運動場いっぱいでした。

脳活トレーニング！
❶「ど」は何回ありましたか？　声に出して読みながら数えてみましょう。
❷「どっどど　どどうど　どどうど　どどう」を逆からできるだけ早く2回音読しましょう。
❸もう一度、情景を思い浮かべながら声に出してリズムよく音読しましょう。

風の又三郎　宮沢賢治

13　12

STEP 1

声に出して読む

「言語野《げんごや》」「前頭前野《ぜんとうぜんや》」「大脳辺縁系」など、脳の多くの部分が活性化します。必ず声に出して読みましょう。

STEP 2

「脳活トレーニング」で脳に刺激！

バランスよく脳が活性化できるよう、さまざまな活動を取り入れました。飽きずに楽しみながら取り組むことができます。巻末の「鑑賞の手引き」に目を通して、名作の理解を深めることも、脳にいい刺激となります。

STEP 3

なぞり書く

心を整えて、内容を思い出しながら、丁寧になぞりましょう。「脳活トレーニング」の答え合わせにもなります。きれいになぞり書けた文字を見て、きっと達成感・満足感を味わえることでしょう。

大人の脳トレ 名作なぞり書き【目次】

第2章 「言葉」を思い出しやすくしよう

第3章

「感情」を豊かにしよう

第4章「やる気」を上げてアクティブになろう

第1章

「脳の働き」をスムーズにしよう

脳の準備運動には、
脳全体に刺激を与える「音読」が最適です。
脳が目覚めて、気持ちも明るくイキイキとしてくることでしょう。

「音読」は脳のココの活動を高める

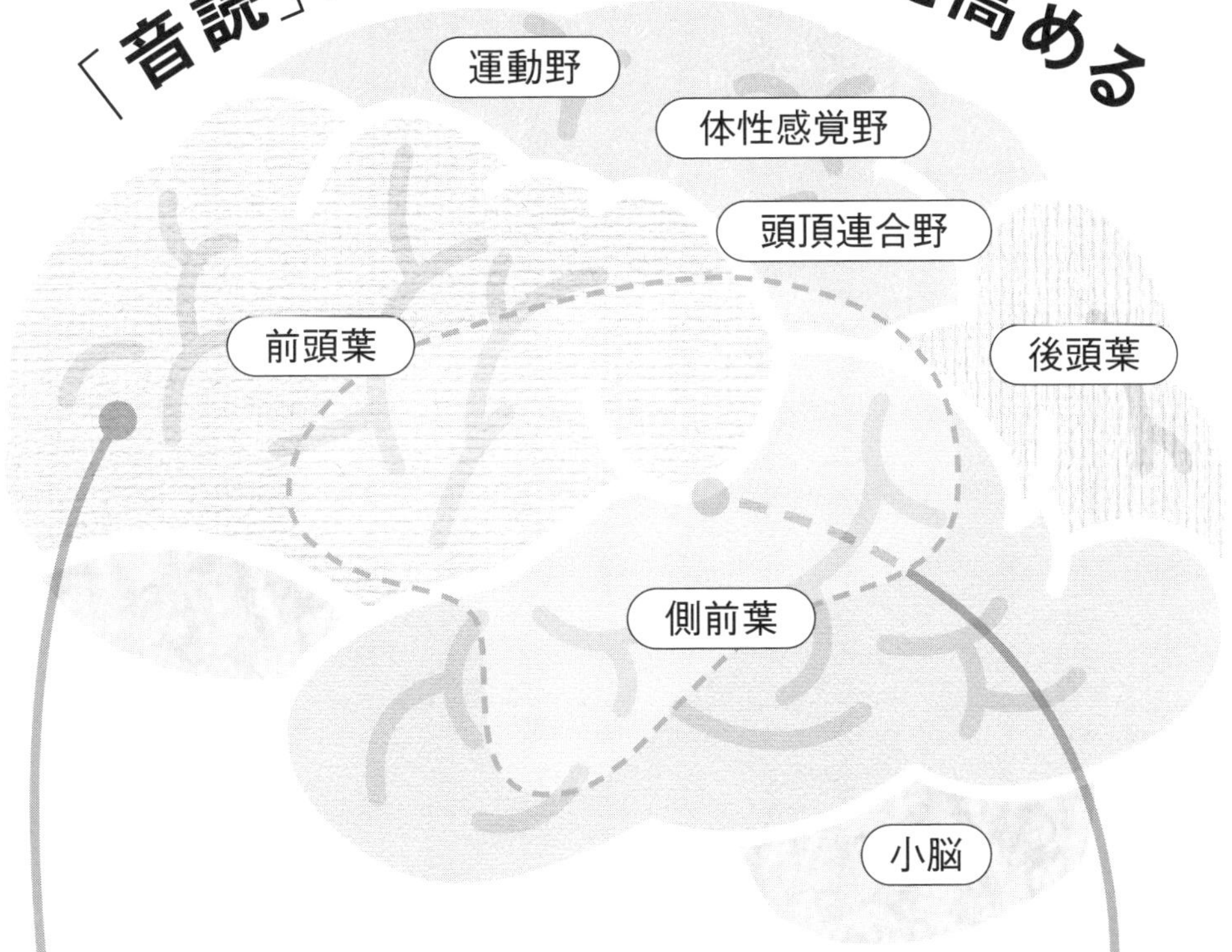

慣れない音読では、読みや発話にかかわる「言語野」や、記憶や情報を一時的に保持して活用することにかかわる**「前頭前野《ぜんとうぜんや》」**の活動が高まります。

慣れた心地よい音読では、感情の中核、**「大脳辺縁系《だいのうへんえんけい》」**の活動が高まります。

「音読」で脳力アップを目指そう！

- 人の名前や漢字、物忘れをしないように
- 言いたいことを言葉に出せるように
- 年とともに失いやすい
  みずみずしい感情が出やすくなるように

1

風《かぜ》の又《また》三《さぶ》郎《ろう》

宮《みや》沢《ざわ》賢《けん》治《じ》

◆声に出してリズムよく、２回音読しましょう。

どっど　どどうど　どどうど　どどう
青《あお》いくるみも吹《ふ》きとばせ
すっぱいかりんも吹《ふ》きとばせ
どっどど　どどうど　どどうど　どどう

谷《たに》川《がわ》の岸《きし》に小《ちい》さな学《がっ》校《こう》がありました。
教《きょう》室《しつ》はたった一《ひと》つでしたが生《せい》徒《と》は三《さん》年《ねん》生《せい》がないだけ

で、あとは一《いち》年《ねん》から六《ろく》年《ねん》までみんなありました。運《うん》動《どう》場《じょう》もテニスコートのくらいでしたが、すぐうしろは栗《くり》の木《き》のあるきれいな草《くさ》の山《やま》でしたし、運《うん》動《どう》場《じょう》のすみにはごぼごぼ冷《つめ》たい水《みず》を噴《ふ》く岩《いわ》穴《あな》もあったのです。

さわやかな九《く》月《がつ》一《つい》日《たち》の朝《あさ》でした。青《あお》空《ぞら》で風《かぜ》がどうと鳴《な》り、日《にっ》光《こう》は運《うん》動《どう》場《じょう》いっぱいでした。

脳活トレーニング！

❶「ど」は何回ありましたか？　声に出して読みながら数えてみましょう。

❷「どっどど　どどうど　どどうど　どどう」を逆からできるだけ早く2回音読しましょう。

❸もう一度、情景を思い浮かべながら声に出してリズムよく音読しましょう。

◆□に文字を入れて、なぞりましょう。

どっど　どどうど　どどうど　どどう
青いくるみも吹きとばせ
すっぱいかりんも吹きとばせ
どっど　どどうど　どどうど　どどう

谷川の岸に小さな学校がありました。
教室はたった一つでしたが生徒は□年生が
ないだけで、あとは一年から□年までみんなありました。運動場もテニスコートのくらいでしたが、すぐうしろは□の木のあるきれいな草の山でしたし、運動場のすみにはごぼごぼ冷たい水を噴く岩穴もあったのです。

さわやかな□月□日の朝でした。青空で風がどうと鳴り、日光は運動場いっぱいでした。

P.13の答え　❶ 26回

2

平家物語《へいけものがたり》

◆声に出してリズムよく、２回音読しましょう。

祇《ぎ》園《おん》精舎《しょうじゃ》の鐘《かね》の声《こえ》、諸行《しょぎょう》無常《むじょう》の響《ひび》きあり。娑羅双樹《しゃらそうじゅ》の花《はな》の色《いろ》、盛者《じょうしゃ》必衰《ひっすい》の理《ことわり》をあらは《わ》す。おごれる人《ひと》も久《ひさ》しからず、唯《ただ》春《はる》の夜《よ》の夢《ゆめ》のごとし。たけき者《もの》も遂《つい》にはほろびぬ、偏《ひとえ》に風《かぜ》の前《まえ》の塵《ちり》に同《おな》じ。遠《とお》く異朝《いちょう》をとぶらへ《え》ば、秦《しん》の趙高《ちょうこう》・漢《かん》の王莽《おうもう》・梁《りょう》の周伊《しゅうい》・唐《とう》の禄山《ろくさん》、是等《これら》は皆《みな》旧主《きゅうしゅ》先皇《せんこう》の政《まつりごと》にもしたがは《わ》ず、楽《たの》しみを極《きわ》め、諌《いさ》めをも思《おも》ひ《い》いれず、天下《てんが》の乱《みだ》れむ《ん》事《こと》を悟《さと》らずして、民間《みんかん》の愁《うれ》ふ《う》る所《ところ》を知《し》らざッしかば、久《ひさ》しからずして、亡《ぼう》じにし者《もの》どもなり。近《ちか》く本朝《ほんちょう》をうかがふ《う》に、承平《しょうへい》の将門《まさかど》、天慶《てんぎょう》の純友《すみとも》、康和《こうわ》の義親《ぎしん》、平治《へいじ》の信頼《のぶより》、是等《これら》はおごれる心《こころ》もたけき事《こと》も、皆《みな》とりぐ《どり》にこそありしかども、間近《まぢか》くは、六波羅《ろくはら》の入道《にゅうどう》前太政大臣平朝臣清盛公《さきのだいじょうだいじんたいらのあっそんきよもりこう》と申《もう》し人《ひと》の有様《ありさま》、伝《つた》へ承《うけたまわ》るこそ、心《こころ》も詞《ことば》も及《およ》ばれね。

脳活トレーニング！

❶ 次の文をヒントにはじめの部分を暗唱しましょう。

祇園精舎の□の□、□□□□の□□あり。
□□□□の□の□、□□□□の□をあらはす《わ》。
□□□□人《ひと》も□□□□□、唯《ただ》□の□の□のごとし。
□□□者《もの》も遂《つい》には□□□□、偏《ひとえ》に□の□の□に同《おな》じ。

❷ 琵琶法師《びわほうし》をイメージしながら、皆に語り聞かせるようにゆっくりと音読しましょう。

最初はできないのが当たり前。暗唱できるまでくりかえしましょう。いくつになっても暗記はできます。

◆□に文字を入れて、なぞりましょう。

祇園精舎の鐘の□、諸行無常の響きあり。娑羅双樹の花の□、盛者必衰の理をあらはす。おごれる人も久しからず、唯□の夜の夢のごとし。たけき者も遂にはほろびぬ、偏に□の前の塵に同じ。遠く異朝をとぶらへば、秦の趙高・漢の王莽・梁の周伊・唐の禄山、是等は皆旧主先皇の政にもしたがはず、楽しみを極め、諫めをも思ひいれず、天下の乱れむ事を悟らずして、民間の愁ふる所を知らざッしかば、久しからずして、亡じにし者どもなり。近く本朝をうかがふに、承平の将門、天慶の純友、康和の義親、平治の信頼、是等はおごれる心もたけき事も、皆とり〴〵にこそありしかども、間近くは、六波羅の入道前太政大臣平朝臣清盛公と申しし人の有様、伝へ承るこそ、心も詞も及ばれね。

3

坊《ぼ》っちゃん

夏目漱石《なつめそうせき》

◆声に出してリズムよく、２回音読しましょう。

親譲《おやゆず》りの無鉄砲《むてっぽう》で子《こ》どものときから損《そん》ばかりしている。小学校《しょうがっこう》にいる時分学校《じぶんがっこう》の二階《にかい》から飛《と》び降《お》りて一週《いっしゅう》間《かん》ほど腰《こし》を抜《ぬ》かした事《こと》がある。なぜそんな無闇《むやみ》をしたと聞《き》く人《ひと》があるかも知《し》れぬ。別段深《べつだんふか》い理由《りゆう》でもない。新築《しんちく》の二階《にかい》から首《くび》を出《だ》していたら、同級生《どうきゅうせい》の一人《ひとり》が冗談《じょうだん》に、いくら威張《いば》っても、そこから飛《と》び降《お》りる事《こと》はできまい。弱虫《よわむし》やーい。と囃《はや》したからである。小使《こづかい》に負《お》ぶさって帰《かえ》って来《き》たとき、おやじが大《おお》きな眼《め》をして二《に》階《かい》位《くらい》から飛《と》び降《お》りて腰《こし》を抜《ぬ》かす奴《やつ》があるかと言《い》ったから、この次《つぎ》は抜《ぬ》かさずに飛《と》んでみせますと答《こた》えた。親《しん》類《るい》のものから西《せい》洋《よう》製《せい》のナイフを貰《もら》って奇《き》麗《れい》な刃《は》を日《ひ》に翳《かざ》して、友《とも》達《だち》に見《み》せていたら、一人《ひとり》が光《ひか》ることは光《ひか》るが切《き》れそうもないと言《い》った。切《き》れぬ事《こと》あるか、何《なん》でも切《き》ってみせると受《う》け合《あ》った。

脳活トレーニング！

❶声に出して読みながら、セリフ部分に「　」をつけましょう。
❷登場人物の横に波線を引きましょう。
❸登場人物のセリフに気持ちを込めて、もう一度音読しましょう。

◆□に文字を入れて、なぞりましょう。

親譲りの無鉄砲で子どものときから損ばかりしている。小学校にいる時分学校の二階から飛び降りて一週間ほど腰を抜かした事がある。「なぜそんな無闇をした」と聞く人があるかも知れぬ。別段深い理由でもない。新築の二階から首を出していたら、□□□の一人が冗談に、「いくら威張っても、そこから飛び降りる事はできまい。弱虫やーい。」と囃したからである。小使に負ぶさって帰って来たとき、□□□が大きな眼をして「二階位から飛び降りて腰を抜かす奴があるか」と言ったから、「この次は抜かさずに飛んでみせます」と答えた。

親類のものから西洋製の□□□を貰って奇麗な刃を日に翳して、友達に見せていたら、一人が「光ることは光るが切れそうもない」と言った。「切れぬ事あるか、何でも切ってみせる」と受け合った。

4

サーカス

中原《なかはら》中也《ちゅうや》

◆**声に出してリズムよく、2回音読しましょう。**

幾時代《いくじだい》かがありまして
　茶色《ちゃいろ》い戦争《せんそう》ありました

幾時代《いくじだい》かがありまして
　冬《ふゆ》は疾風《しっぷう》吹《ふ》きました

幾時代《いくじだい》かがありまして
　今夜此処《こんやここ》での一《ひ》と殷盛《さか》り
　　今夜此処《こんやここ》での一《ひ》と殷盛《さか》り

サーカス小屋《ごや》は高《たか》い梁《はり》
　そこに一《ひと》つのブランコだ
見《み》えるともないブランコだ

頭倒《あたまさか》さに手《て》を垂《た》れて
　汚《よご》れ木綿《もめん》の屋蓋《やね》のもと
ゆあーん　ゆよーん　ゆやゆよん

それの近《ちか》くの白《しろ》い灯《ひ》が
　安値《やす》いリボンと息《いき》を吐《は》き

観客様《かんきゃくさま》はみな鰯《いわし》
　咽喉《のんど》が鳴《な》ります牡蠣殻《かきがら》と
ゆあーん　ゆよーん　ゆやゆよん

　屋外《やがい》は真《ま》ッ闇《くら》　闇《くら》の闇《くら》
　夜《よ》は劫々《こうこう》と更《ふ》けまする
　落下傘奴《らっかがさめ》のノスタルヂ《ジ》アと
ゆあーん　ゆよーん　ゆやゆよん

脳活トレーニング！

❶「あ・い・う・え・お」を抜かして音読しましょう。
❷ブランコに揺られるように、体を揺らしながらもう一度音読しましょう。

◆□に文字を入れて、なぞりましょう。

幾時代かがありまして
茶色い戦争ありました

幾時代かがありまして
冬は疾風吹きました

幾時代かがありまして
今夜此処での一と殷盛り
今夜此処での一と殷盛り

サーカス―中原中也

□□□□小屋は高い梁
そこに一つの□□□□だ
見えるともない□□□□だ
頭倒さに手を垂れて
汚れ木綿の屋蓋のもと
ゆあーん　ゆよーん　ゆやゆよん
それの近くの白い灯が
安値い□□□と息を吐き

観客様はみな鰯
咽喉が鳴ります牡蠣殻と
ゆあーん　ゆよーん　ゆやゆよん

屋外は真ッ闇　闇の闇
夜は劫々と更けまする
落下傘奴の□□□□□□と
ゆあーん　ゆよーん　ゆやゆよん

5

吾輩《わがはい》は猫《ねこ》である

夏目漱石《なつめそうせき》

◆声に出してリズムよく、２回音読しましょう。

吾輩《わがはい》は猫《ねこ》である。名前《なまえ》はまだない。どこで生《う》まれたか頓《とん》と見当《けんとう》がつかぬ。何《なん》でも薄暗《うすぐら》いじめじめした所《ところ》でニャーニャー泣《な》いていた事《こと》だけは記憶《きおく》している。吾輩《わがはい》はここで始《はじ》めて人間《にんげん》というものを見《み》た。しかもあとで聞《き》くとそれは書生《しょせい》という人間中《にんげんじゅう》で一《いち》番獰悪《ばんどうあく》な種族《しゅぞく》であったそうだ。この書生《しょせい》というのは時々《ときどき》我々《われわれ》を捕《つかま》えて煮《に》て食《く》うという話《はなし》である。しかしその当《とう》時《じ》は何《なん》という考《かんがえ》もなかったから別《べつ》段《だん》恐《おそろ》しいとも思《おも》わなかった。ただ彼《かれ》の掌《てのひら》に載《の》せられてスーと持《も》ち上《あ》げられた時《とき》何《なん》だかフワフワした感《かん》じがあったばかりである。掌《てのひら》の上《うえ》で少《すこ》し落《お》ち付《つ》いて書《しょ》生《せい》の顔《かお》を見《み》たのがいわゆる人《にん》間《げん》というものの見《み》始《はじめ》であろう。この時《とき》妙《みょう》なものだと思《おも》った感《かん》じが今《いま》でも残《のこ》っている。

脳活トレーニング！

❶次の鏡文字をなぞりましょう。

吾輩は猫である。
名前はまだない。

❷猫になって人間界をのぞいたつもりで、2回音読しましょう。

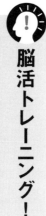

◆□に文字を入れて、なぞりましょう。

吾輩は□である。名前は□□□□。どこで生れたか頓と見当がつかぬ。何でも薄暗いじめじめした所で□□□□□□泣いていた事だけは記憶している。吾輩はここで始めて人間というものを見た。しかもあとで聞くとそれは書生という人間中で一番獰悪な種族であったそうだ。この書生というのは時々我々を捕えて煮て食うという話である。しかしその当時は何という考もなかったから別段恐しいとも思わなかった。ただ彼の掌に載せられてスーと持ち上げられた時何だかフワフワした感じがあったばかりである。掌の上で少し落ち付いて書生の顔を見たのがいわゆる人間というものの見始であろう。この時妙なものだと思った感じが今でも残っている。

第2章

「言葉」を思い出しやすくしよう

言葉を思い出しやすくするには、言葉の意味を正しく理解して、その「情景を思い描く」活動が効果的です。名作のさまざまな情景を楽しんでください。

「情景を思い描く」は脳のココの活動を高める

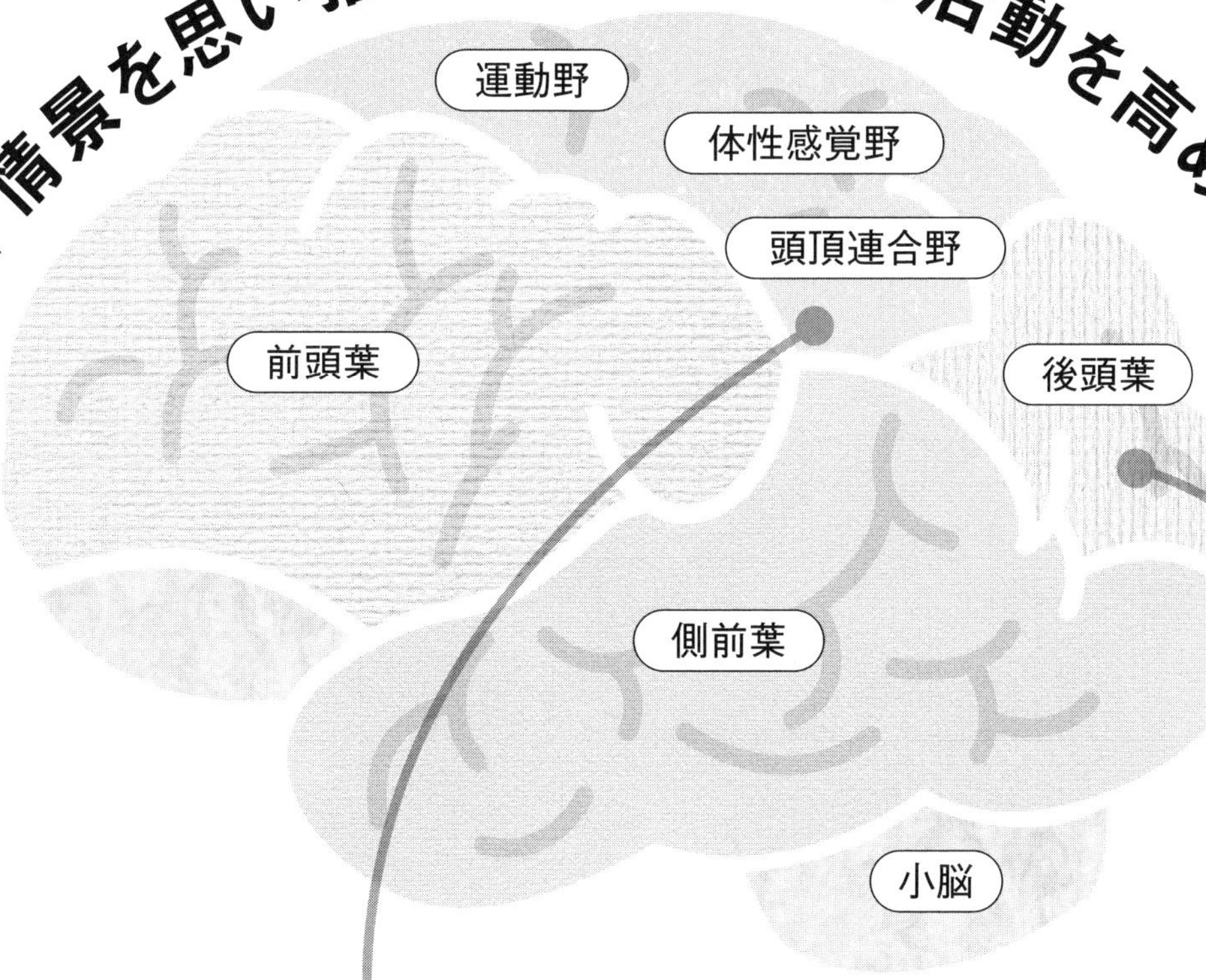

ストーリーの理解を通して、意味情報を処理する**「頭頂連合野《とうちょうれんごうや》」**が活動を高めます。

読みながら、その情景を思い描くと、実際には見えていないのに、視覚処理にかかわる**「後頭葉《こうとうよう》」**の活動が高まります。

「情景を思い描く」で脳力アップを目指そう！

- 周囲の状況がとらえられるように
- 言葉の理解、表現力が鍛えられ、コミュニケーションが円滑になるように

6

枕《まくらの》草《そう》子《し》

清《せい》少《しょう》納《な》言《ごん》

◆声に出してできるだけ早く2回音読しましょう。

春《はる》はあけぼの。やう《よう》やう《よう》しろくなり行《ゆ》く、山《やま》ぎは《わ》すこしあかりて、むらさきだちたる雲《くも》のほそくたなびきたる。

夏《なつ》はよる。月《つき》の頃《ころ》はさらなり、やみもなほ《お》、ほたるの多《おお》く飛《と》びちがひ《い》たる。また、ただひとつふたつなど、ほのかにうちひかりて行《ゆ》くもを《お》かし。雨《あめ》など降《ふ》るもを《お》かし。

秋《あき》は夕《ゆう》暮《ぐれ》。夕《ゆう》日《ひ》のさして山《やま》のはいとちかう《こ》なりたるに、からすのねどころへ行《ゆ》くとて、みつよつ、ふたつみつなどとびいそぐさへ《え》あは《わ》れなり。まいて雁《かり》などのつらねたるが、いとちひ《い》さくみゆるはいとをかし。日《ひ》入《い》りはてて、風《かぜ》の音《おと》、むしのねなど、はたいふ《う》べきにあらず。

冬《ふゆ》はつとめて。雪《ゆき》の降《ふ》りたるはいふ《う》べきにもあらず、霜《しも》のいとしろきも、またさらでもいと寒《さむ》きに、火《ひ》などいそぎおこして、炭《すみ》もてわたるもいとつきづきし。昼《ひる》になりて、ぬるくゆるびもていけば、火《ひ》桶《おけ》の火《ひ》もしろき灰《はい》がちになりてわろし。

脳活トレーニング！

❶次の文をヒントにはじめの部分を暗唱しましょう。

春は□□□。
□□□しろく□□□、□□□すこし□□□て、
□□□□□□雲のほそく□□□□□。

❷生き物を○で囲みましょう。

❸「鑑賞の手引き」（P.106）の口語要訳を読んで、情景を思い浮かべながらもう一度音読しましょう。

最初はできないのが当たり前。暗唱できるまでくりかえしましょう。いくつになっても暗記はできます。

◆□に文字を入れて、なぞりましょう。

春はあけぼの。やうやうしろくなり行く、山ぎはすこしあかりて、むらさきだちたる雲のほそくたなびきたる。

夏はよる。月の頃はさらなり、やみもなほ、□□□の多く飛びちがひたる。また、ただひとつふたつなど、ほのかにうちひかりて行くもをかし。雨など降るもをかし。

秋は夕暮。夕日のさして山のはいとちかうなりたるに、□□□のねどころへ行くとて、みつよつ、ふたつみつなどとびいそぐさへあはれなり。まいて□などのつらねたるが、いとちひさくみゆるはいとをかし。日入りはてて、風の音、□□のねなど、はたいふべきにあらず。

冬はつとめて。雪の降りたるはいふべきにもあらず、霜のいとしろきも、またさらでもいと寒きに、火などいそぎおこして、炭もてわたるもいとつきづきし。晝になりて、ぬるくゆるびもていけば、火桶の火もしろき灰がちになりてわろし。

7

漢詩

◆**情景を思い浮かべながら2回音読しましょう。**

春望《しゅんぼう》

杜甫《とほ》

国《くに》破《やぶ》れて山河《さんが》あり、
城《しろ》春《はる》にして草木《そうもく》深《ふか》し。
時《とき》に感《かん》じて花《はな》にも涙《なみだ》を濺《そそ》ぎ、
別《わか》れを恨《うら》んで鳥《とり》にも心《こころ》を驚《おどろ》かす。
烽火《ほうか》　三月《さんげつ》に連《つらな》り、
家書《かしょ》　万金《ばんきん》に抵《あた》る。

鑑賞の手引き

国は破壊しつくされたが、山河は昔の姿をとどめている。城内にも春がきて草木が生い茂っているが、先のことを思うと、美しい花を見ても涙がこぼれるし、親しい人々との別れを嘆いては、鳥の声にも胸騒ぎがする。のろしの火は三月にわたってもやまず、家からの手紙は万金の値打ちがある。白髪頭は掻けば掻くほど短くなって、もうかんざしも挿せない。

白頭《はくとう》　掻《か》けば更《さら》に短《みじか》く、
渾《すべ》て簪《しん》に勝《た》えざらんと欲《ほっ》す。

◆なぞりましょう。

国破れて山河あり、
城春にして草木深し。
時に感じて花にも涙を濺ぎ、
別れを恨んで鳥にも心を驚かす。
烽火　三月に連り、
家書　万金に抵る。
白頭　掻けば更に短く、
渾て簪に勝えざらんと欲す。

◆手本を見て写し書きしましょう。

◆情景を思い浮かべながら2回音読しましょう。

静夜思《せいやし》

李白《りはく》

牀前《しょうぜん》　月光《げっこう》を看《み》る、
疑《うたが》うらくは是《こ》れ地上《ちじょう》の霜《しも》かと。
頭《こうべ》を挙《あ》げて山月《さんげつ》を望《のぞ》み、
頭《こうべ》を低《た》れて故郷《こきょう》を思《おも》う。

鑑賞の手引き

寝る前に、寝台に射し込む月かげを見た。そのあまりの白さに霜がおりたのではないかと目を疑った。頭をあげて山にかかる月を仰ぎ、うなだれて故郷のことをしのんだ。

◆なぞりましょう。

牀前　月光を看る、
疑うらくは是れ地上の霜かと。
頭を挙げて山月を望み、
頭を低れて故郷を思う。

◆手本を見て写し書きしましょう。

8

蜘《く》蛛《も》の糸《いと》

芥《あく》川《た》龍《がわ》之《りゅう》介《の》

◆声に出してできるだけ早く2回音読しましょう。

ある日《ひ》の事《こと》でございます。お釈《しゃ》迦《か》様《さま》は極《ごく》楽《らく》の蓮《はす》池《いけ》のふちを、独《ひと》りでぶらぶらお歩《ある》きになっていらっしゃいました。池《いけ》の中《なか》に咲《さ》いている蓮《はす》の花《はな》は、みんな玉《たま》のようにまっ白《しろ》で、そのまん中《なか》にある金《きん》色《いろ》の蕊《ずい》からは、何《なん》とも言《い》えないよい匂《にお》いが、絶《たえ》間《ま》なくあたりへ溢《あふ》れております。極《ごく》楽《らく》は丁《ちょう》度《ど》朝《あさ》なのでございましょう。

やがてお釈《しゃ》迦《か》様《さま》はその池《いけ》のふちにお佇《たた》ずみになって、水《みず》の面《おもて》を蔽《おお》っている蓮《はす》の葉《は》の間《あいだ》から、ふと下《した》の容《よう》子《す》を御覧《ごらん》になりました。この極楽《ごくらく》の蓮池《はすいけ》の下《した》は、丁度《ちょうど》地獄《じごく》の底《そこ》に当《あた》っておりますから、水晶《すいしょう》のような水《みず》を透《す》き徹《とお》して、三途《さんず》の河《かわ》や針《はり》の山《やま》の景色《けしき》が、丁度《ちょうど》覗《のぞ》き眼鏡《めがね》を見《み》るように、はっきりと見《み》えるのでございます。

脳活トレーニング！

❶「は・ひ・ふ・へ・ほ」を抜いて、音読しましょう。

❷次の鏡文字を声に出して読みながら、なぞりましょう。

ちょうどのぞきめがねをみるように、
はっきりとみえるのでございます。

❸情景を思い浮かべながら、もう一度音読しましょう。

◆□に文字を入れて、なぞりましょう。

　ある日の事でございます。お釈迦様は極楽の蓮池のふちを、独りでぶらぶらお歩きになっていらっしゃいました。池の中に咲いている蓮の花は、みんな玉のようにまっ白で、そのまん中にある金色の蕊からは、何とも言えないよい匂いが、絶間なくあたりへ溢れております。極楽は丁度□なのでございましょう。

やがてお釈迦様はその池のふちにお佇ずみに

なって、水の面を蔽っている蓮の葉の間から、ふと下の容子を御覧になりました。この極楽の蓮池の下は、丁度□□の底に当っておりますから、水晶のような水を透き徹して、三途の河や針の山の景色が、丁度□□□□を見るように、はっきりと見えるのでございます。

9

方《ほう》丈《じょう》記《き》

◆声に出してできるだけ早く2回音読しましょう。

鴨長明《かものちょうめい》

ゆく河《かわ》のながれは絶《た》えずして、しかも、もとの水《みず》にあらず。よどみに浮《う》かぶうたかたは、かつ消《き》え、かつむすびて、久《ひさ》しくとどまりたるためしなし。世《よ》の中《なか》にある人《ひと》と栖《すみか》と、またかくのごとし。たましきの都《みやこ》のうちに、棟《むね》を並《なら》べ、甍《いらか》を争《あらそ》へ《え》る、高《たか》き、賤《いや》しき人《ひと》の住《す》まひ《い》は、世《よ》々《よ》を経《へ》て、尽《つ》きせぬものなれど、これをまことかと尋《たず》ぬれば、昔《むかし》ありし家《いえ》はまれなり。或《あるい》は去年《こぞ》やけて、今年《ことし》つくれり。或《あるい》は大家《おおいえ》ほろびて、小家《こいえ》となる。住《す》む人《ひと》もこれに同《おな》じ。所《ところ》も変《かわ》はらず、人《ひと》も多《おお》かれど、いにしへ見《み》し人《ひと》は、二《に》、三十人《さんじゅうにん》が中《なか》に、わづかに一人《ひとり》二人《ふたり》なり。朝《あした》に死《し》に、夕《ゆうべ》に生《う》まるるならひ《い》、ただ水《みず》の泡《あわ》にぞ似《に》たりける。

脳活トレーニング！

❶ 次の文章をヒントにはじめの部分を暗唱しましょう。

ゆく河の□□は□□して、しかも、□□水に□□。
□□に浮かぶ□□は、かつ□、かつ□□、
久しく□□ためしなし。
□□にある□と栖《すみか》と、また□□。

❷ 情景を思い浮かべながら、もう一度音読しましょう。

最初はできないのが当たり前。暗唱できるまでくりかえしましょう。いくつになっても暗記はできます。

◆□に文字を入れて、なぞりましょう。

ゆく河のながれは絶えずして、しかも、□□
□□□□□□。よどみに浮かぶ□□□□
は、かつ消え、かつむすびて、久しくとどまり
たるためしなし。世の中にある人と栖と、また
□□□□□□。
たましきの都のうちに、棟を並べ、甍を争へ
る、高き、賤しき人の住まひは、世々を経て、

尽きせぬものなれど、これをまことかと尋ぬれば、昔ありし家はまれなり。或は去年《□□》やけて、今年つくれり。或は大家ほろびて、小家となる。住む人もこれに同じ。所も変はらず、人も多かれど、いにしへ見し人は、二、三十人が中に、わづかに一人二人なり。朝に死に、夕に生まるるならひ、ただ水の泡にぞ似たりける。

10

俳句

◆**情景を思い浮かべながら2回音読しましょう。**

閑《しずか》さや
岩《いわ》にしみ入《い》る
蟬《せみ》の声《こえ》

松《まつ》尾《お》芭《ば》蕉《しょう》

◆**なぞりましょう。**

閑さや
岩にしみ入る
蟬の声

◆**手本を見て写し書きしましょう。**

鑑賞の手引き

蟬の鳴き声しか聞こえず、かえって静けさがつのるように感じられる。蟬の声が岩々にしみこんでいくかのようだ。

◆情景を思い浮かべながら2回音読しましょう。

痩《や》せ蛙《がえる》
負《ま》けるな一茶《いっさ》
これにあり

小《こ》林《ばやし》一《いっ》茶《さ》

◆なぞりましょう。

痩せ蛙
負けるな一茶
これにあり

◆手本を見て写し書きしましょう。

鑑賞の手引き

一匹のメスを取り合って争う「蛙合戦」で、痩せ細ったオス蛙に、自分を重ね見て思わず応援してしまった句。

◆情景を思い浮かべながら2回音読しましょう。

春《はる》の海《うみ》
ひねもすのたり
のたりかな

与謝蕪村《よさぶそん》

◆なぞりましょう。

春の海
ひねもすのたり
のたりかな

◆手本を見て写し書きしましょう。

鑑賞の手引き

春の海は穏やかだ。一日中のたりのたりと波が寄せては返す瀬戸内海を前に詠んだ句。

◆情景を思い浮かべながら2回音読しましょう。

いくたびも
雪《ゆき》の深《ふか》さを
尋《たず》ねけり

正岡子規《まさおかしき》

◆なぞりましょう。

いくたびも
雪の深さを
尋ねけり

◆手本を見て写し書きしましょう。

鑑賞の手引き

寝たきりの子規は、何度も雪がどれくらい積もったかを家人に尋ねる。そんな子規のために、弟子の高浜虚子はガラス障子を入れてあげたとか。

第3章

「感情」を豊かにしよう

名作には、人生を考えさせる力があります。「考える」活動は、考える力はもちろん、ひらめく力、感情豊かな人間性を生み出します。

「考える」は脳のココの活動を高める

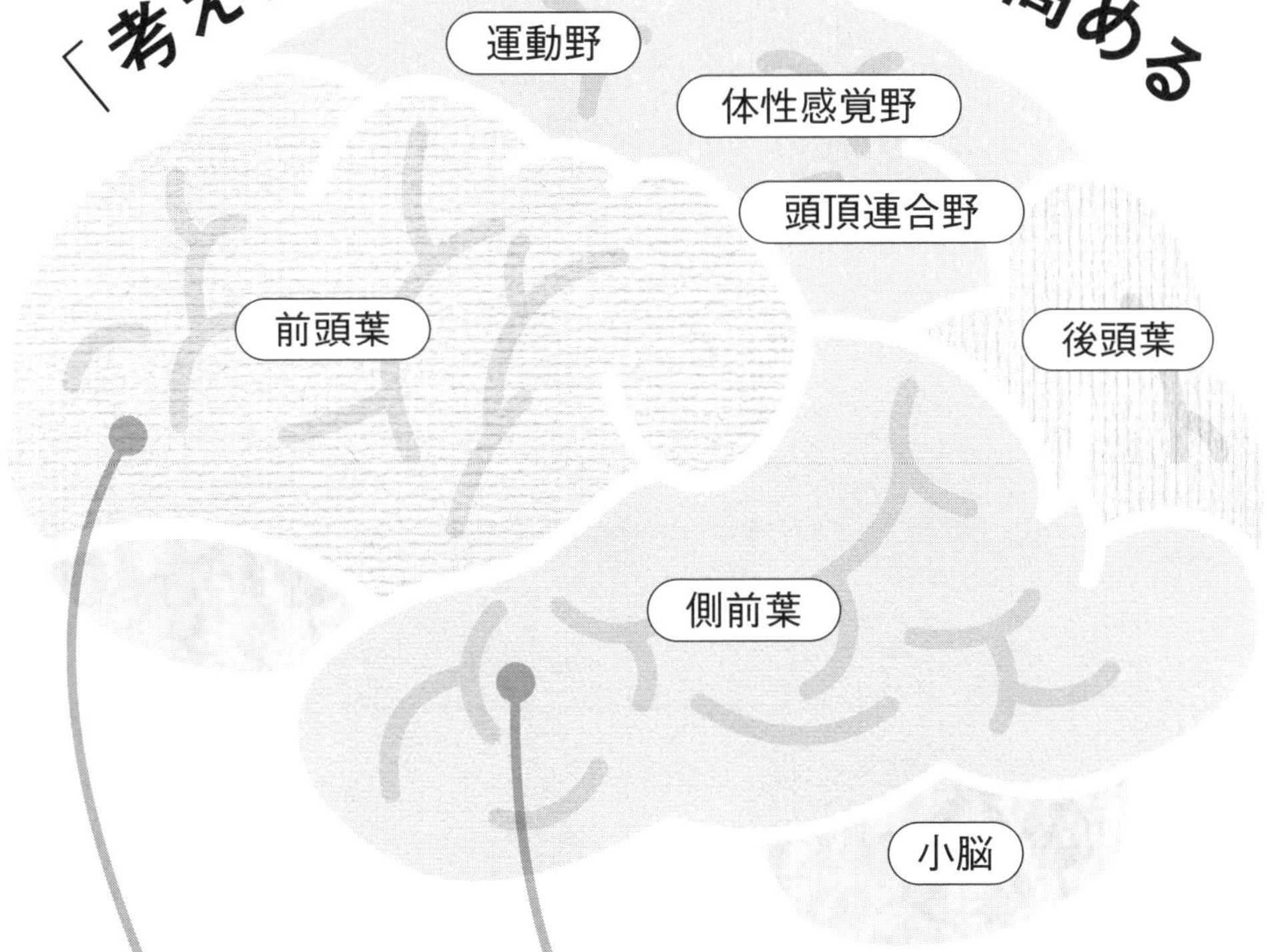

何かについてじっくり考えると、記憶や情報を一時的に保持して活用する**「前頭前野《ぜんとうぜんや》」**の活動が高まります。

ぼんやりと何かを思いめぐらせているときには、さまざまな脳内情報を自分との関連でとらえなおすデフォルトネットワーク回路の「内側前頭前野」「頭頂間溝」**「中側頭回《ちゅうそくとうかい》」**が活動を高めます。

「考える」で脳力アップを目指そう！

・記憶の出し入れがスムーズになるように
・感情をコントロールできるように
・考える力、ひらめく力が鍛えられ、
　新鮮な毎日が送れるように

11

羅生門《らしょうもん》

芥川龍之介《あくたがわりゅうのすけ》

◆姿勢を正してできるだけ早く2回音読しましょう。

ある日《ひ》の暮《く》れ方《がた》の事《こと》である。一人《ひとり》の下人《げにん》が、羅生門《らしょうもん》の下《した》で雨《あめ》やみを待《ま》っていた。広《ひろ》い門《もん》の下《した》には、この男《おとこ》のほかにたれ《だ》もいない。ただ、ところどころ丹塗《にぬ》りのはげた、大《おお》きな丸柱《まるばしら》に、蟋蟀《きりぎりす》が一匹《いっぴき》とまっている。羅生門《らしょうもん》が、朱雀大路《すざくおおじ》にある以上《いじょう》は、この男《おとこ》のほかにも、雨《あめ》やみをする市女笠《いちめがさ》や揉烏帽子《もみえぼし》が、もう二三人《にさんにん》はありそうなものである。それが、この男《おとこ》のほかにはたれ《だ》もいない。なぜかというと、この二三年《にさんねん》、京都《きょうと》には、地震《じしん》とか辻風《つじかぜ》とか火事《かじ》とか饑《き》饉《きん》とかいう災《わざわ》いがつづいて起《お》こった。そこで洛中《らくちゅう》のさびれ方《かた》は一《ひと》通《とお》りではない。旧記《きゅうき》によると、仏像《ぶつぞう》や仏具《ぶつぐ》を打《う》ち砕《くだ》いて、その丹《に》がついたり、金銀《きんぎん》の箔《はく》がついたりした木《き》を、道《みち》ばたにつみ重《かさ》ねて、薪《たきぎ》の料《しろ》に売《う》っていたという事《こと》である。洛中《らくちゅう》がその始末《しまつ》であるから、羅生門《らしょうもん》の修理《しゅうり》などは、もとより誰《だ》れも捨《す》てて顧《かえり》みる者《もの》がなかった。するとその荒《あ》れ果《は》てたのをよい事《こと》にして、狐狸《こり》が住《す》む。盗人《ぬすびと》が住《す》む。とうとうしまいには、引《ひ》き取《と》り手《て》のない死人《しにん》を、この門《もん》へ持《も》って来《き》て、捨《す》てて行《い》くという習慣《しゅうかん》さえできた。

脳活トレーニング!

❶「あ・い・う・え・お」は、それぞれいくつありましたか？読みながら頭の中で数えてみましょう。

❷荒れ果てた情景を人に伝えるように、もう一度音読しましょう。

◆□に文字を入れて、なぞりましょう。

ある日の暮れ方の事である。一人の□□が、羅生門の下で雨やみを待っていた。広い門の下には、この男のほかにたれもいない。ただ、ところどころ丹塗りのはげた、大きな丸柱に、蟋蟀が一匹とまっている。羅生門が、朱雀大路にある以上は、この男のほかにも、雨やみをする市女笠や揉烏帽子が、もう二三人はありそうなものである。それが、この男のほかにはたれもいない。なぜかというと、この二三年、京都には、地震とか辻風とか□□とか饑饉とかいう災いがつづいて起こった。そこで洛中のさびれ方は一通りではない。旧記によると、仏像や仏具を打ち砕いて、その丹がついたり、金銀の箔がついたりした木を、道ばたにつみ重ねて、薪の料に売っていたという事である。洛中がその始末であるから、羅生門の修理などは、もとよりたれも捨てて顧みる者がなかった。するとその荒れ果てたのをよい事にして、狐狸が住む。盗人が住む。とうとうしまいには、引き取り手のない□□を、この門へ持って来て、捨てて行くという習慣さえできた。

P.57の答え ❶ あ＝10、い＝25、う＝21、え＝3、お＝9

12

舞姫《まいひめ》

森鷗外《もりおうがい》

◆姿勢を正してできるだけ早く2回音読しましょう。

石炭《せきたん》をば早《は》や積み果《は》てつ。中等室《ちゅうとうしつ》の卓《つくえ》のほとりはいと静《しずか》にて、熾熱燈《しねつとう》の光《ひかり》の晴《は》れがましきも徒《あだ》なり。今宵《こよい》は夜《よ》ごとにここに集《つど》ひ来《い》る骨牌《カルタ》仲間《なかま》も「ホテル」に宿《やど》りて、舟《ふね》に残《のこ》れるは余《よ》一人《ひとり》のみなれば。五年《いつとせ》前《まえ》の事《こと》なりしが、平生《ひごろ》の望《のぞみ》足《た》りて、洋行《ようこう》の官命《かんめい》を蒙《こうむ》り、このセイゴンの港《みなと》まで来《こ》し頃《ころ》は、目《め》に見《み》るもの、耳《みみ》に聞《き》くもの、一《ひと》つとして新《あらた》ならぬはなく、筆《ふで》に任《まか》せて書《か》き記《しる》しつる紀《き》行《こう》文《ぶん》日《ひ》ごとに幾《いく》千《せん》言《げん》をかなしけむ《ん》、当《とう》時《じ》の新《しん》聞《ぶん》に載《の》せられて、世《よ》の人《ひと》にもてはやされしかど、今日になりておもへ《え》ば、穉《おさな》き思想《しそう》、身《み》の程知《ほどし》らぬ放言《ほうげん》、さらぬも尋常《よのつね》の動植金石《どうしょくきんせき》、さては風俗《ふうぞく》などをさへ《え》珍《めずら》しげにしるししを、心《こころ》ある人《ひと》はいかにか見《み》けむ《ん》。こたびは途《と》に上《のぼ》りしとき、日記《にき》ものせむ《ん》とて買《か》ひ《い》し冊子《さっし》もまだ白紙《はくし》のままなるは、独逸《ドイツ》にて物学《ものまな》びせし間《ま》に、一種《いっしゅ》の「ニル・アドミラリイ」の気象《きしょう》をや養《やしな》ひ《い》得《え》たりけむ《ん》、あらず、これには別《べつ》に故《ゆえ》あり。

脳活トレーニング！

❶ 次の鏡文字を利き手と反対の手を使ってなぞりましょう。

せきたんをばはやつみはてつ。

❷ 五年前の出来事を思い出すように、心をこめてもう一度音読しましょう。

◆□に文字を入れて、なぞりましょう。

石炭をば早や積み果てつ。中等室の卓のほと
りはいと静にて、熾熱燈の光の晴れがましきも
徒なり。今宵は夜ごとにここに集ひ来る骨牌仲
間も「ホテル」に宿りて、舟に残れるは余一人
のみなれば。□年前の事なりしが、平生の望足
りて、洋行の官命を蒙り、この□□□□の港ま
で来し頃は、目に見るもの、耳に聞くもの、一つ
として新ならぬはなく、筆に任せて書き記しつ
る紀行文日ごとに幾千言をかなしけむ、当時の

新聞に載せられて、世の人にもてはやされしかど、今日になりておもへば、穉き思想、身の程知らぬ放言、さらぬも尋常の動植金石、さては風俗などをさへ珍しげにしるしを、心ある人はいかにか見けむ。こたびは途に上りしとき、日記ものせむとて買ひし冊子もまだ白紙のままなるは、独逸にて物学びせし間に、一種の「□□・□□□□□□」の気象をや養ひ得たりけむ、あらず、これには別に故あり。

13

こころ

夏目漱石《なつめそうせき》

◆**姿勢を正してできるだけ早く2回音読しましょう。**

私《わたくし》はその人《ひと》を常《つね》に先生《せんせい》と呼《よ》んでいた。だから此所《ここ》でもただ先《せん》生《せい》と書《か》くだけで本名《ほんみょう》は打《う》ち明《あ》けない。これは世間《せけん》を憚《はば》かる遠慮《えんりょ》というよりも、その方《ほう》が私《わたくし》にとって自然《しぜん》だからである。私《わたくし》はその人《ひと》の記憶《きおく》を呼《よ》び起《おこ》すごとに、すぐ「先生《せんせい》」と云《い》いたくなる。筆《ふで》を執《と》っても心持《こころもち》は同《おな》じ事《こと》である。余所々々《よそよそ》しい頭文字《かしらもじ》などはとても使《つか》う気《き》にならない。私《わたくし》が先生《せんせい》と知《し》り合《あ》いになったのは鎌倉《かまくら》である。その時《とき》私《わたくし》はまだ若々《わかわか》しい書生《しょせい》であった。暑中休暇《しょちゅうきゅうか》を利《り》用《よう》して海水浴《かいすいよく》に行《い》った友達《ともだち》からぜひ来《こ》いという端書《はがき》を受《う》け取《と》ったので、私《わたくし》は多少《たしょう》の金《かね》を工面《くめん》して、出掛《でか》ける事《こと》にした。私《わたくし》は金《かね》の工面《くめん》に二三日《にさんち》を費《つい》やした。ところが私《わたくし》が鎌倉《かまくら》に着《つ》いて三日《みっか》と経《た》たないうちに、私《わたくし》を呼《よ》び寄《よ》せた友達《ともだち》は、急《きゅう》に国元《くにもと》から帰《かえ》れという電報《でんぽう》を受《う》け取《と》った。電報《でんぽう》には母《はは》が病気《びょうき》だからと断《ことわ》ってあったけれども友達《ともだち》はそれを信《しん》じなかった。友達《ともだち》はかねてから国元《くにもと》にいる親達《おやたち》に勧《すす》まない結婚《けっこん》を強《し》いられていた。

脳活トレーニング！

❶ 次の人物の名前を書きましょう。

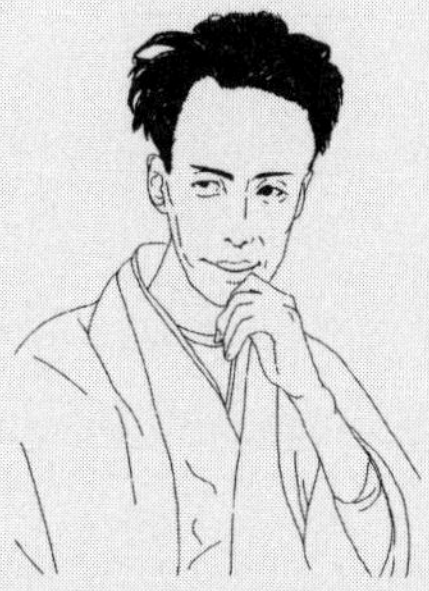

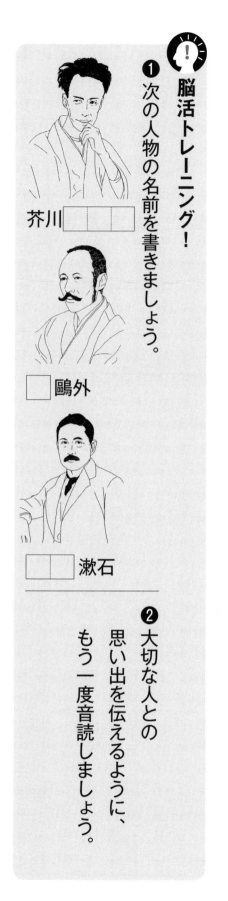

芥川□□□

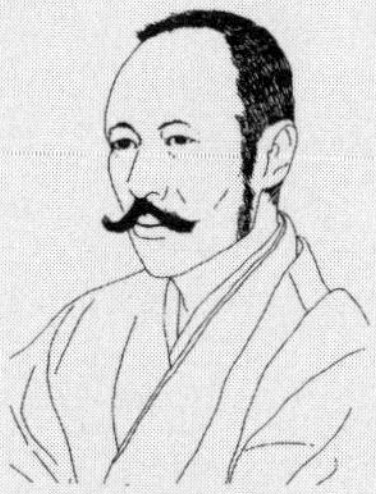

□鷗外

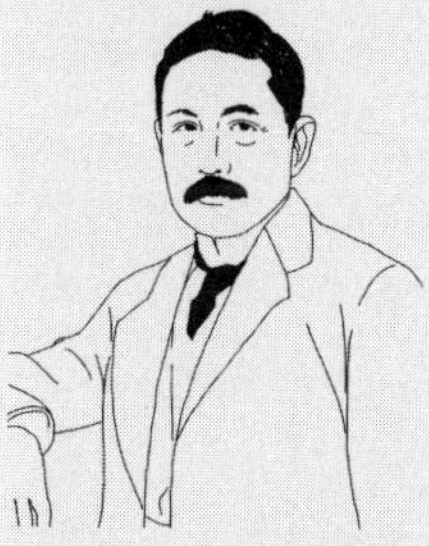

□□漱石

❷ 大切な人との思い出を伝えるように、もう一度音読しましょう。

◆□に文字を入れて、なぞりましょう。

私はその人を常に□□と呼んでいた。だから此所でもただ先生と書くだけで本名は打ち明けない。これは世間を憚かる遠慮というよりも、その方が私にとって自然だからである。私はその人の記憶を呼び起すごとに、すぐ「先生」と云いたくなる。筆を執っても心持は同じ事である。余所々々しい頭文字などはとても使う気にならない。私が先生と知り合いになったのは□□である。その時私はまだ若々しい書生であった。暑中休暇を利用して海水浴に行った友達からぜひ来いという端書を受け取ったので、私は多少の金を工面して、出掛ける事にした。私は金の工面に二三日を費やした。ところが私が鎌倉に着いて三日と経たないうちに、私を呼び寄せた友達は、急に国元から帰れという電報を受け取った。電報には母が□□だからと断ってあったけれども友達はそれを信じなかった。友達はかねてから国元にいる親達に勧まない結婚を強いられていた。

14

和歌

鑑賞の手引き

美しい花の色は、春の雨のなか色あせてゆく。私の美しさも恋や世間を思いながら色あせてゆく。

◆区切れに注意して2回音読しましょう。

花《はな》の色《いろ》は
うつりにけりな
いたづらに
我《わ》が身《み》世《よ》にふる
ながめせしまに

小野小町《おののこまち》

◆なぞりましょう。

花の色は
うつりにけりな
いたづらに
我が身世にふる
ながめせしまに

◆手本を見て写し書きしましょう。

◆区切れに注意して2回音読しましょう。

東風《こち》吹《ふ》かば
においおこせよ
梅《うめ》の花《はな》
あるじなしとて
春《はる》を忘《わす》るな

菅《すが》原《わらの》道《みち》真《ざね》

◆なぞりましょう。

東風吹かば
においおこせよ
梅の花
あるじなしとて
春を忘るな

◆手本を見て写し書きしましょう。

鑑賞の手引き

春の東風が吹くようになったら、花を咲かせて香りを届けておくれ、梅の花よ。私がいなくても、春を忘れないでおくれ。

◆区切れに注意して2回音読しましょう。

在原業平《ありわらのなりひら》

世《よ》の中《なか》に
絶《た》えて桜《さくら》の
なかりせば
春《はる》の心《こころ》は
のどけからまし

◆なぞりましょう。

世の中に
絶えて桜の
なかりせば
春の心は
のどけからまし

◆手本を見て写し書きしましょう。

鑑賞の手引き

この世の中に桜がなかったなら、春の人の心はのんびりするだろうに。

◆区切れに注意して2回音読しましょう。

与謝野晶子《よさのあきこ》

やわ肌《はだ》の
あつき血汐《ちしお》に
ふれも見《み》で
さびしからずや
道《みち》を説《と》く君《きみ》

◆なぞりましょう。

やわ肌の
あつき血汐に
ふれも見で
さびしからずや
道を説く君

◆手本を見て
写し書きしましょう。

鑑賞の手引き

女性の情熱的な恋心に触れもしないで、人としての道ばかりを説いているあなた、さびしくないのですか？

15

源《げん》氏《じ》物《もの》語《がたり》

◆姿勢を正してできるだけ早く2回音読しましょう。

紫《むらさき》式《しき》部《ぶ》

いづれの御時《おんとき》にか、女御《にょうご》、更衣《こうい》あまたさぶらひ《い》給《たま》ひ《い》ける中《なか》に、いとやんごとなき際《きわ》にはあらぬがすぐれて時《とき》めき給《たま》ふ《う》ありけり。はじめより、我《われ》はと思《おも》ひ《い》上《あ》がりたまへ《え》る御《おん》かたがた、めざましきものに貶《おと》しめ妬《そね》み給《たま》ふ《う》。同《おな》じ程《ほど》、それより下臈《げろう》の更衣《こうい》たちは、ましてやすからず。朝夕《あさゆう》の宮仕《みやづかえ》につけても、人《ひと》の心《こころ》をのみうごかし、恨《うら》みを負《お》ふ《う》積《つも》りにやありけむ《ん》、いとあづしくなりゆき、物《もの》心《こころ》細《ぼそ》げに里《さと》がちなるを、いよいよ飽《あ》かずあは《わ》れなるものに思《おも》ほ《お》して、人《ひと》の譏《そし》りをもえ憚《はばか》らせ給《たま》は《わ》ず、世《よ》の例《ためし》にもなりぬべき御《おん》もてなしなり。上達部《かんだちめ》、上《うえ》人《びと》なども、あいなく目《め》をそばめつつ、いとまばゆき人《ひと》の御《おん》覚《おぼ》えなり。

脳活トレーニング！

❶ 次の文をヒントにはじめの部分を暗唱しましょう。

いづれの御《おん》時《とき》にか、□□、□□あまた□□□□□□□□中《なか》に、いと□□□□□□□にはあらぬが□□□□□□□□□ありけり。

❷ 作者になったつもりで、中宮彰子に語り聞かせるようにもう一度音読しましょう。

最初はできないのが当たり前。
暗唱できるまでくりかえしましょう。
いくつになっても暗記はできます。

◆□に文字を入れて、なぞりましょう。

いづれの御時にか、女御、更衣あまた□□□□給ひける中に、いと□□□□□□際にはあらぬがすぐれて時めき給ふ□□□□。はじめより、我はと思ひ上がりたまへる御かたがた、めざましきものに貶しめ妬み給ふ。同じ程、それより下臈の更衣たちは、ましてやすからず。

朝夕の宮仕につけても、人の心をのみうごかし、恨みを負ふ積りにやありけむ、いとあづしくなりゆき、物心細げに里がちなるを、いよいよ飽かずあはれなるものに思ほして、人の譏りをもえ憚らせ給はず、世の例にもなりぬべき御もてなしなり。上達部、上人なども、あいなく目をそばめつつ、いとまばゆき人の御覚えなり。

第4章

「やる気」を上げてアクティブになろう

なつかしい名作に触れると「やる気」の素、ドーパミンが出ます。
「やる気」は脳力アップのキモで、
脳全体の機能が高まって活動的になり、
その刺激がさらに脳によい効果をもたらします。

「やる気」が上がると脳のココの活動が高まる

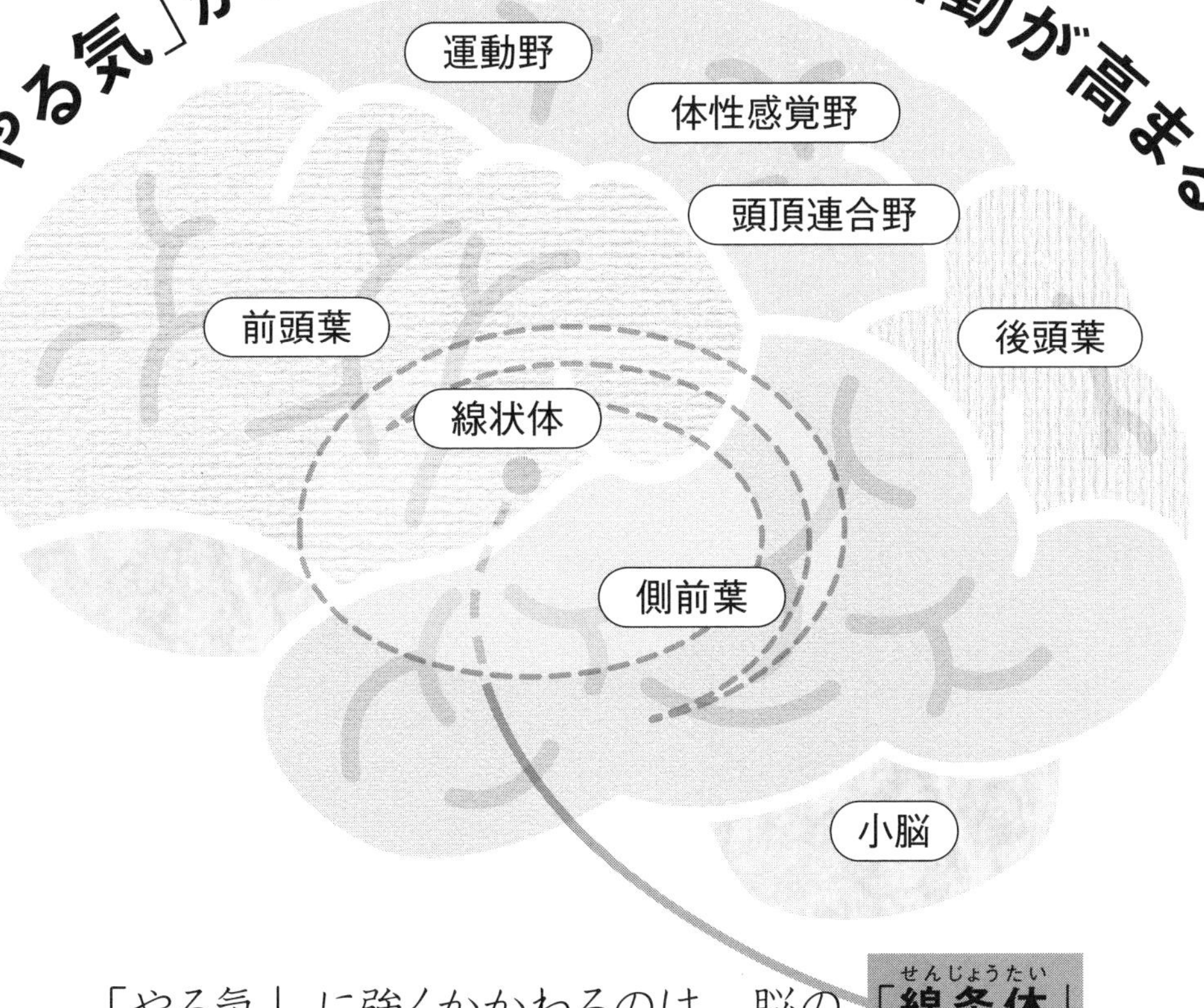

「やる気」に強くかかわるのは、脳の**「線条体《せんじょうたい》」**です。線条体は脳の奥に左右ひとつずつあり、行動の開始や維持にかかわります。
その側には「側《そく》坐《ざ》核《かく》」という快感の中核があり、「線条体」は、行動と快感をむすびつけて、その行動を気持ちよく開始させてくれるはたらきがあります。

「やる気」を高めて脳力アップを目指そう！

・仕事や勉強がはかどるように
・記憶力が高まるように
・イキイキとした毎日が送れるように

16

白《しら》浪《なみ》五《ご》人《にん》男《おとこ》

河《かわ》竹《たけ》黙《もく》阿《あ》弥《み》

◆元気よく、はっきりした声で2回音読しましょう。

知《し》らざあ言《い》って聞《き》かせやしょう。
浜《はま》の真砂《まさご》と五右衛門《ごえもん》が、　歌《うた》に残《のこ》せし盗人《ぬすっと》の、
種《たね》は尽《つ》きねえ七《しち》里《り》ケ《が》浜《はま》、
その白浪《しらなみ》の夜働《よばたら》き、　以前《いぜん》を言《い》やあ江《え》の　島《しま》で、
年季《ねんき》勤《づと》めの稚児《ちご》ケ《が》淵《ふち》。
江戸《えど》の百味《ひゃくみ》講の蒔《ま》き銭《せん》を、　当《あ》てに小皿《こざら》の一《いち》文《もん》子《こ》、
百《ひゃく》が二百《にひゃく》と賽銭《さいせん》の、　くすね銭《ぜに》せえだんだんに、
悪事《あくじ》はのぼる上《かみ》の宮《みや》、

岩本院《いわもといん》で講中《こうじゅう》の、枕捜《まくらさが》しも度重《たびかさ》なり、
お手長講《てながこう》の札付《ふだつ》きに、とう〳〵《とう》島《しま》を追《お》い出《だ》され、
それから若衆《わかしゅ》の美人局《つつもたせ》、
こゝ《こ》や彼処《かしこ》の寺島《てらじま》で、小耳《こみみ》に聞《き》いた音羽屋《おとわや》の、
似《に》ぬ声色《こわいろ》で小《こ》ゆすりかたり、
名《な》さえ由縁《ゆかり》の弁天小僧菊之助《べんてんこぞうきくのすけ》たァ、おれがことだ。

脳活トレーニング！

❶「あ・い・う・え・お」を抜いて音読しましょう。
❷歌舞伎の舞台に立ったつもりで、堂々と、もう一度音読しましょう。

◆□に文字を入れて、なぞりましょう。

知らざあ言って□□□□□□□。
浜の真砂と五右衛門が、□に残せし盗人の、
□は尽きねえ七里ケ浜、
その白浪の夜働き、以前を言やあ江の島で、
年季勤めの稚児ケ淵。
□□の百味講の蒔き銭を、当てに小皿の一文子、
百が二百と賽銭の、くすね銭せえ□□□□に、

悪事はのぼる上の宮、
岩本院で講中の、枕捜しも度重なり、
お手長講の□付きに、とう〳〵□を追い出され、
それから若衆の美人局、
こゝや彼処の寺島で、小耳に聞いた音羽屋の、
似ぬ声色で小ゆすりかたり、
名さえ由縁の弁天小僧菊之助たァ、□□がことだ。

17

走《はし》れメロス

太宰治《だざいおさむ》

◆元気よく、はっきりした声で2回音読しましょう。

メロスは激怒《げきど》した。必《かなら》ず、かの邪知暴虐《じゃちぼうぎゃく》の王《おう》を除《のぞ》かなければならぬと決意《けつい》した。メロスには政治《せいじ》がわからぬ。メロスは、村《むら》の牧人《ぼくじん》である。笛《ふえ》を吹《ふ》き、羊《ひつじ》と遊《あそ》んで暮《くら》して来《き》た。けれども邪悪《じゃあく》に対《たい》しては、人一倍《ひといちばい》に敏感《びんかん》であった。きょう未明《みめい》メロスは村《むら》を出発《しゅっぱつ》し、野《の》を越《こ》え山越《やまこ》え、十里《じゅうり》はなれたこのシラクスの市《いち》にやって来《き》た。メロスには父《ちち》も、母《はは》もない。女房《にょうぼう》もない。十六《じゅうろく》の、内気《うちき》な妹《いもうと》と二人暮《ふたりぐら》しだ。この妹《いもうと》は、村《むら》のある律気《りちぎ》な一牧人《いちぼくじん》を、近々《ちかぢか》、花婿《はなむこ》として迎《むか》える事《こと》になっていた。結婚式《けっこんしき》も間近《まぢか》かなのである。メロスは、それゆえ、花嫁《はなよめ》の衣裳《いしょう》やら祝宴《しゅくえん》のごちそうやらを買《か》いに、はるばる市《いち》にやって来《き》たのだ。まず、その品々《しなじな》を買《か》い集《あつ》め、それから都《みやこ》の大路《おおじ》をぶらぶら歩《ある》いた。メロスには竹馬《ちくば》の友《とも》があった。セリヌンティウスである。今《いま》はこのシラクスの市《いち》で、石工《せっこう》をしている。その友《とも》を、これから訪《たず》ねてみるつもりなのだ。

脳活トレーニング！

❶本文中の数字をすべて足すといくつになりますか？　読みながら計算してみましょう。
❷本文中に「メロス」という言葉は何回出てきますか？
❸メロスの気持ちになって、もう一度音読しましょう。

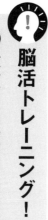

◆□に文字を入れて、なぞりましょう。

メロスは激怒した。必ず、かの邪知暴虐の王を除かなければならぬと決意した。メロスには政治がわからぬ。メロスは、村の牧人である。笛を吹き、羊と遊んで暮して来た。けれども邪悪に対しては、人□倍に敏感であった。きょう未明メロスは村を出発し、野を越え山越え、□里はなれたこのシラクスの市にやって来た。メロスには父も、母もない。女房もない。□□の、内気な妹と□人暮しだ。この妹は、村のある律気な□牧人を、近々、花婿として迎える事になっていた。結婚式も間近かなのである。メロスは、それゆえ、花嫁の衣裳やら祝宴のごちそうやらを買いに、はるばる市にやって来たのだ。まず、その品々を買い集め、それから都の大路をぶらぶら歩いた。メロスには竹馬の友があった。セリヌンティウスである。今はこのシラクスの市で、石工をしている。その友を、これから訪ねてみるつもりなのだ。

P83の答え　❶30　❷7回

18

論語《ろんご》

孔子《こうし》

◆元気よく、はっきりした声で2回音読しましょう。

子《し》曰《いわ》く、吾《わ》れ十《じゅう》有《ゆう》五《ご》にして学《がく》に志《こころざ》す。三《さん》十《じゅう》にして立《た》つ。四《し》十《じゅう》にして惑《まど》わず。五《ご》十《じゅう》にして天《てん》命《めい》を知《し》る。六《ろく》十《じゅう》にして耳《みみ》順《した》がう。七《しち》十《じゅう》にして心《こころ》の欲《ほっ》する所《ところ》に従《したが》って、矩《のり》を踰《こ》えず。

鑑賞の手引き

十五歳で学問に志し、三十歳で独立し、四十歳であれこれと迷わず、五十歳で天命をわきまえ、六十歳で人の言葉が素直に聞かれ、七十歳になって思うままにふるまっても道をはずれないようになった。

◆なぞりましょう。

子曰く、吾れ十有五にして学に志す。三十にして立つ。四十にして惑わず。五十にして天命を知る。六十にして耳順がう。七十にして心の欲する所に従って、矩を踰えず。

◆元気よく、はっきりした声で2回音読しましょう。

子《し》曰《いわ》く、巧《こう》言《げん》令《れい》色《しょく》、鮮《すく》なし仁《じん》。

鑑賞の手引き

巧みな言葉、媚びるような表情、そうした技巧には、仁の影がうすい。

◆なぞりましょう。

子曰く、巧言令色、鮮なし仁。

◆元気よく、はっきりした声で2回音読しましょう。

子《し》曰《いわ》く、学《まな》んで思《おも》わざれば則《すなわ》ち罔《くら》し。思《おも》うて学《まな》ばざれば則《すなわ》ち殆《あや》うし。

鑑賞の手引き

他に学ぶだけで自分で考えなければ、真理の光は見えない。自分で考えるだけで他に学ばなければ、独断に陥る。

◆なぞりましょう。

子曰く、学んで思わざれば則ち罔し。思うて学ばざれば則ち殆うし。

◆元気よく、はっきりした声で2回音読しましょう。

子《し》曰《いわ》く、譬《たとえ》ば山《やま》を為《つく》るが如《ごと》し。未《いま》だ一《い》簣《っき》を成《な》さざるも、止《や》むは吾《わが》止《や》むなり。譬《たとえ》ば地《ち》を平《たいら》かにするが如《ごと》し。一《い》簣《っき》を覆《ふく》すと雖《いえど》も、進《すす》むは吾《わが》往《ゆ》くなり。

◆**なぞりましょう。**

子曰く、譬ば山を為るが如し。未だ一簣を成さざるも、止むは吾止むなり。譬ば地を平かにするが如し。一簣を覆すと雖も、進むは吾往くなり。

鑑賞の手引き

人の一生は、山を築いたり、地面をならしたりするようなものだ。あと少しで山が完成するところで挫折したら、事業は未完成に終わる。それは誰のせいでもない、自分が投げ出したからである。また、地ならしをするのに、あと少しだけ手を入れただけで地面がならされるのは、そこまで諦めずに自分が進めたからである。

◆**元気よく、はっきりした声で2回音読しましょう。**

子《し》貢《こう》問《と》うて曰《いわ》く、一《いち》言《げん》にして以《もっ》て終《しゅう》身《しん》これを行《おこ》なうべき者《もの》ありや。子《し》の曰《のたま》わく、其《そ》れ恕《じょ》か。己《おの》れの欲《ほっ》せざる所《ところ》、人《ひと》に施《ほどこ》すこと勿《な》かれ。

鑑賞の手引き

子貢が尋ねた。「ただ一言で生涯の行為を律すべき言葉がございましょうか」。孔子が応えられた。「それは『恕』だろうかな。自分にされたくないことを人に対して行わない、というのがそれだ」

◆なぞりましょう。

子貢問うて曰く、一言にして以て終身これを行なうべき者ありや。子の曰わく、其れ恕か。己れの欲せざる所、人に施すこと勿かれ。

19

徒《つれ》然《づれ》草《ぐさ》

吉《よし》田《だ》兼《けん》好《こう》

◆元気よく、はっきりした声で2回音読しましょう。

つれ〴〵《づれ》なるまゝ《ま》に、日《ひ》くらし、硯《すずり》にむかひ《い》て、心に移《うつ》りゆくよしなし事《ごと》を、そこはかとなく書《か》きつくれば、あやしうこそものぐるほしけれ。

（序段）

鑑賞の手引き

することもなく手持ちぶさたなのにまかせて思い浮かぶ事を書いていると何だかもの狂おしい気持ちになってきた。

◆なぞりましょう。

つれぐ〳〵なるまゝに、日くらし、硯にむかひて、心に移りゆくよしなし事を、そこはかとなく書きつくれば、あやしうこそものぐるほしけれ。

◆元気よく、はっきりした声で2回音読しましょう。

あだし野《の》の露《つゆ》消《き》ゆる時《とき》なく、鳥《とり》部《べ》山《やま》の煙《けむり》立《た》ち去《さ》らでのみ住《す》み果《は》つる習《なら》ひ《い》ならば、いかにもののあはれ《わ》もなからん。世《よ》は定《さだ》めなきこそいみじけれ。

（第七段）

鑑賞の手引き

墓地の露が消えず、火葬場の煙が立ち去らないように、人生が永遠に続いたとしたら、しみじみとした味わいなどない。人生は限りがあるからこそいいのだ。

◆**なぞりましょう。**

あだし野の露消ゆる時なく、鳥部山の煙立ち去らでのみ住み果つる習ひならば、いかにもののあはれもなからん。世は定めなきこそいみじけれ。

◆元気よく、はっきりした声で2回音読しましょう。

よろづの事《こと》は頼《たの》むべからず。おろかなる人《ひと》は、深《ふか》くものを頼《たの》む故《ゆえ》に、恨《うら》み、怒《いか》る事《こと》あり。勢《いきお》ひありとて、頼《たの》むべからず。こはき者《もの》先《ま》づ滅《ほろ》ぶ。財《たから》多《おお》しとて、頼《たの》むべからず。時《とき》の間《ま》に失《うしな》ひやす《い》し。才《ざい》ありとて、頼《たの》むべからず。孔子《こうし》も時《とき》に遇《あ》は《わ》ず。徳《とく》ありとて、頼《たの》むべからず。顔回《がんかい》も不幸《ふこう》なりき。君《きみ》の寵《ちょう》をも頼《たの》むべからず。誅《ちゅう》を受《う》くる事《こと》速《すみや》かなり。奴《やっこ》従《したが》へ《え》りとて、頼《たの》むべからず。背《そむ》き、走《はし》る事《こと》あり。人《ひと》の志《こころざし》をも頼《たの》むべからず。必《かなら》ず変《へん》ず。約《やく》をも頼《たの》むべからず。信《しん》ある事《こと》少《すくな》し。身《み》をも人《ひと》をも頼《たの》まざれば、是《これ》なる時《とき》は喜《よろこ》び、非《ひ》なる時《とき》は恨《うら》みず。左《さ》右《う》広《ひろ》ければ、障《さわ》らず。前《ぜん》後《ご》遠《とお》ければ、塞《ふさ》がらず。狭《せま》き時《とき》は拉《ひし》げ砕《くだ》く。心《こころ》を用《もち》ゐ《い》る事《こと》少《すこ》しきにして厳《きび》しき時《とき》は、ものに逆《さか》ら《ら》ひ、争《あらそ》ひ《い》て破《やぶ》る。緩《ゆる》くして柔《やわら》かなる時《とき》は、一《いち》毛《もう》も損《そん》ぜず。人《ひと》は天《てん》地《ち》の霊《れい》なり。天《てん》地《ち》は限《かぎ》るところなし。人《ひと》の性《しょう》、何《なん》ぞ異《こと》ならん。寛《かん》大《だい》にして極《きわ》まらざる時《とき》は、喜《き》怒《ど》これに障《さわ》らずして、もののために煩《わずら》は《わ》ず。

（第二一一段）

鑑賞の手引き

すべてのことは頼みにできない。おろかな人は、深くものを頼みにするために、期待を裏切られて恨んだり、怒ったりする。権勢があるからといって頼みにできない。強い者はまっ先に滅ぶ。財産が多いからといって頼みにできない。ほんのわずかの間になくしやすい。学才があるからといって頼みにできない。孔子も時勢に合わず世に用いられなかった。徳があるからといって頼みにできない。顔回（孔子の優秀な弟子）も不幸だった。主君の寵愛をも頼みにできない。主君の怒りに触れると殺されることもある。召し使いが言うことをよく聞くからといって頼みにできない。背いて、逃げ去ることがある。人の厚意も頼みにできない。人の気持ちは必ず変わる。人との約束も頼みにできない。約束を守る信があることはまれだ。自分も他人も頼みにしなければ、うまくことが運んだときは喜び、うまくことが運ばなかったときは恨まないですむ。左右に広く余裕を取っておけば障害物に妨げられることがない。前後に距離を保っておけば動きがとれなくなることがない。余裕や距離を保っておかないと押しつぶされ砕けてしまう。心を配る余裕がないときは、衝突を起こし、争って傷つく。心に余裕があるときは、毛筋一本も損なうことがない。人は天地の間に存在する最も霊妙なものである。天地は無限の広さを持っている。人間の本性もこの天地の広さとどうして異なるところがあろうか。心が寛容かつ広大なときは、喜びも怒りも心の障害とならず、何にも煩わされることがない。

◆なぞりましょう。

よろづの事は頼むべからず。おろかなる人は、深くものを頼む故に、恨み、怒る事あり。勢ひありとて、頼むべからず。こはき者先づ滅ぶ。財多しとて、頼むべからず。時の間に失ひやすし。才ありとて、頼むべからず。孔子も時に遇はず。徳ありとて、頼むべからず。顔回も不幸なりき。君の寵をも頼むべからず。誅を受くる事速かなり。奴従へりとて、頼むべからず。背き、走る事あり。人の志をも頼むべからず。必ず変ず。約をも頼むべからず。信ある事少し。

身をも人をも頼まざれば、是なる時は喜び、非なる時は恨みず。左右広ければ、障らず。前後遠ければ、塞がらず。狭き時は拉げ砕く。心を用ゐる事少しきにして厳しき時は、ものに逆ひ、争ひて破る。緩くして柔かなる時は、一毛も損ぜず。

人は天地の霊なり。天地は限るところなし。人の性、何ぞ異ならん。寛大にして極まらざる時は、喜怒これに障らずして、もののために煩はず。

20

道程《どうてい》

◆元気よく、はっきりした声で2回音読しましょう。

僕《ぼく》の前《まえ》に道《みち》はない
僕《ぼく》の後《うし》ろに道《みち》は出来《でき》る
ああ、自然《しぜん》よ
父《ちち》よ
僕《ぼく》を一人《ひとり》立《だ》ちにさせた広大《こうだい》な父《ちち》よ
僕《ぼく》から目《め》を離《はな》さないで守《まも》る事《こと》をせよ
常《つね》に父《ちち》の氣《き》魄《はく》を僕《ぼく》に充《み》たせよ

高《たか》村《むら》光《こう》太《た》郎《ろう》

この遠《とお》い道程《どうてい》のため
この遠《とお》い道程《どうてい》のため

脳活トレーニング！

❶ 次の鏡文字を逆からできるだけ早く2回音読しましょう。

ぼくのまえにみちはない

❷ 作者になったつもりで、もう一度音読しましょう。

道程──高村光太郎

◆□に文字を入れて、なぞりましょう。

僕の前に道はない
僕の後ろに道は出来る
ああ、自然よ
父よ
僕を一人立ちにさせた広大な父よ

僕から目を離さないで守る事をせよ
常に父の気魄を僕に充たせよ
この遠い道程のため

鑑賞の手引き

第1章 鑑賞の手引き

1 風の又三郎

宮沢賢治（一八九六年～一九三三年）

詩人・児童文学者。岩手県の生まれ。農民生活と仏教に根ざした作品を発表。結核を病み、三七歳の若さでこの世を去る。賢治は強風のなか、大股で歩きながら詩を書くのが好きだった。

風の又三郎

一九四〇年に映画化され、宮沢賢治の名を世に広めるきっかけになった作品。強い風が吹く東北地方では、風の神を「風の三郎」と呼び祀る風習がある。この土着信仰をたくみに織り交ぜ、山あいの分校にやって来た不思議な転校生との出会いと別れを描く。転校生は、風の又三郎なのか、ただの転校生なのか。

あらすじ

九月一日、山あいの小さな学校に転校生三郎がやってきた。みんなは伝説の風の精、風の又三郎だと思う。九月二日、三郎は学校で少し変わった態度を見せ、みんなを緊張させる。九月四日、みんなで高原へ遊びに行く。牧場から逃げた馬を追った嘉助は、深い霧の中で、三郎がガラスのマントを着て空を飛ぶのを見る。九月六日、みんなでヤマブドウ採りに出かける。三郎はタバコ畑の葉をむしってみんなの非難を浴びたり、耕助と風について言い争いをするが、最後には仲直りする。九月七日、みんなで川へ泳ぎに行く。発破漁に遭遇したり、三郎を捕まえに来た専売局の男から三郎を守る。九月八日、またみんなで川で遊ぶ。遊びの後天気が急変して不思議な叫び声が聞こえ、三郎は怖くなる。九月十二日、折からの台風に一郎と嘉助は三郎が飛んでいってしまったのではないかと思い、早めに登校すると、先生から三郎が前日に去ったことを知らされる。

2 平家物語

平家物語

鎌倉前期の軍記物語。平家一門の興亡、乱世の人間模様を叙事詩的に描く。

口語要約

祇園精舎の鐘の響きは、この世のすべてが常なく変わってゆくものという真理を告げ知らせ、娑羅双樹の花の色は、盛んな者も必ず衰えるという真理をあらわす。得意の絶頂にあっても、春の夜のはかない夢のように長くは続かない。どれほど威勢を誇っても、最後には滅びるのは、風に吹き飛ばされる塵と同じである。遠く外国の例をたずねると、秦の趙高らは皆、本来の政を行わず、楽しみを極め、周囲の忠告を聞かず、世の中の乱れ、人々の嘆きにも気づかず、滅亡した。近くは日本でも、承平の乱の平将門らが武力によって国を乱し、権勢と勇猛心はそれぞれ並外れていたけれども、最近の平清盛という方の驕り高ぶるさまは、筆舌に尽くしがたいものだ。

③ 坊っちゃん

夏目漱石（一八六七年～一九一六年）

小説家・英文学者。東京都の生まれ。英国留学後、東京帝国大学で教鞭をとるかたわら、一八九七年に正岡子規の友人、柳原極堂が創刊した俳句雑誌『ホトトギス』に『吾輩は猫である』を発表し高評を得る。その後、朝日新聞に入社し、『坊っちゃん』『こころ』など旺盛な執筆活動を続ける。一方、結核、胃潰瘍に苦しみ四九歳でその生涯を閉じる。

坊っちゃん

一九〇六年、雑誌『ホトトギス』に発表。愛媛県尋常中学校に赴任した自身の体験をもとに、自由奔放な「おれ」の暴れっぷりをユーモアたっぷりに描く。

あらすじ

東京育ちの「おれ」は、物理学校を卒業後、四国の中学校に数学教師として赴任する。赴任早々、天麩羅蕎麦を四杯食べたこと、温泉の浴槽で泳いだことをネタに生徒にいたずらされる。

宿直の夜、蚊帳の中にイナゴを入れられたことに腹を立て、実行犯の寄宿生らの処罰を訴える。教頭の赤シャツや教員の大勢がうやむやにしようとするなか、山嵐という数学教師だけが筋を通すことを主張し、心を通わす。

赤シャツが英語教師うらなりの婚約者マドンナに横恋慕し、うらなりを左遷しようとしたり、敵対する山嵐を追放しようとたくらんでいるのを知り、怒る。

山嵐と「おれ」は、赤シャツの不祥事を暴くため監視を始め、ついに芸者遊び帰りの現場を押さえたが、しらを切ったので鉄拳で天誅を加える。辞表を出した「おれ」は、帰京して路面電車の技手になり、清と暮らすが、やがて死別する。

④ サーカス

中原中也（一九〇七年～一九三七年）

詩人・歌人。山口県の生まれ。フランス象徴派の影響を受け、生の憂愁と孤独を独自の韻律で歌った。三〇歳の短い生涯の間に、三五〇篇以上の詩を残す。

サーカス

中原中也を代表する詩。中也自身もお気に入りで、よくこの詩を朗読していた。郷愁にひたる幸せな夢と、戦争や暗闇に象徴される厳しい現実の間を揺れ動く様をサーカスのブランコにたとえて表現しているという人もいれば、無限の時間の流れの中で「現在」という一点を表したものと解釈する人もいる。

⑤ 吾輩は猫である

夏目漱石

③『坊っちゃん』の項参照。

吾輩は猫である

漱石の処女小説。一九〇五年、『ホトトギス』に発表。読み切りの予定だったが、反響が大きかったため、一一回の連載となった。猫のモデルは夏目家に迷い込み、住み着いた黒い野良猫で、この猫が亡くなった際には、親しい人に猫の死亡通知を出すほど、かわいがっていたという。

あらすじ

ある一匹の生まれたての猫が、迷っているうちに珍野家にたどり着き、妙な男、苦沙弥やその家族と暮らすことになる。

猫は人間観察が好きでいつも人間を見ている。人間は不思議な生き物で、猫は彼らを「太平の逸民」と呼んだ。猫は珍野家に住んでいることで多くの経験ができることを感謝していた。

猫がこの世に生を受けて二年というある日、珍野家で結婚式の内祝いがあった。お開きになった後、猫は主人の晩年を考えた。

死ぬのが避けられず、生きていてもあまり役に立たないのなら早くあの世へ行く方が賢いのかもしれないと。悟りに浸った猫はビールを飲み酔っぱらうと、水瓶に落ちてしまう。脱出を試みるも、抜け出せそうにない。あきらめた猫はすべてを自然に任せることにした。次第に体が楽になっていき、太平に入るのを悟った。

第2章 鑑賞の手引き

6 枕草子

清少納言（九六六年頃～一〇二五年頃）

平安時代中期の女流作家・歌人。歌人や学者を多く輩出した清原氏の出身。一条天皇の中宮定子に仕える。

枕草子

平安中期の随筆。自然や生活についての随想、日記的内容の三〇〇余段から成る。明るさと機智に富んだ語り口が特徴。

口語要約

春は夜明けがすてき。しだいに空が白んで山際の辺りに、紫がかっている雲がうっすら細くなびいているのがいい。夏は夜がすてき。月夜はもちろん、闇夜に蛍が飛び交っているのもいい。たくさんではなくて、一匹二匹が、ぼんやりと光って飛んでいくのも趣がある。雨もまたいい。秋は夕暮れがすてき。烏が寝床へ帰ろうと飛び急いでいる様子や、雁などが列を組んで飛んでいるのは、とても趣がある。日が落ちてから聞こえてくる、風の音や虫の鳴く音などもすばらしい。冬は早朝がすてき。雪が降った朝はもちろん、霜が白く寒い日に、火などを急いでおこして、廊下などを炭を持って移動するのも、冬の朝にふさわしい。昼になって、寒さがやわらいで、火桶の白い灰が多くなっているのはみっともない。

7 漢詩

◎春望

安禄山の乱で長安で捕虜になったとき、破壊された都を遠くに望み、戦乱と自然の悠久を対比し、また自らの不遇を詠んだ詩。

杜甫（七一二年～七七〇年）

盛唐の詩人。李白と並んで「詩聖」と称される。生まじめで世渡り下手だった。四〇代でようやく得た官職も争乱で失い、家族をつれて放浪の旅に出る。戦乱や圧政に苦しむ人民の苦悩を目の当たりにし、国を憂い、愚かな為政者を批判する詩を数多く生み出した。

◎静夜思

李白の詩は、スケールが大きくダイナミックなのが特徴だが、この「静夜思」は清澄で静かな美しさにあふれている。

李白（七〇一年～七六二年）

盛唐の詩人。杜甫と並んで「詩仙」と称される。詩とともに剣術も好み、豪快・奔放な表現を生み出す。四二歳で仕官するが勢力争いに敗れ、以後放浪生活を送る。杜甫や孟浩然、遣唐使の留学生阿倍仲麻呂ともつきあいがあったという。

⑧ 蜘蛛の糸

芥川龍之介（一八九二年～一九二七年）

東大在学中に発表した『鼻』が夏目漱石に激賞されてデビュー。健康上の問題、繊細な神経から、厭世的・懐疑的傾向を強め睡眠薬自殺を図る。芥川の死後、親友の菊池寛が設けた新人作家に贈られる「芥川龍之介賞」は、中堅作家に贈られる「直木三十五賞」とともに、文壇でもっとも権威のある文学賞となっている。

蜘蛛の糸

一九一八年発表。芥川龍之介のはじめての児童文学作品。

あらすじ

ある朝、釈迦は極楽を散歩中蓮池の下の地獄を覗き見た。罪人どもの中にカンダタという男を見つけた。カンダタは、過去に一度だけ蜘蛛の命を救ったことがあった。そこで釈迦は、カンダタの頭上に一本の蜘蛛の糸を下ろした。

カンダタは地獄から出られると思い糸を昇り始めた。ふと下を見ると、数多の罪人たちも昇っている。カンダタが「この糸は俺のものだ。下りろ」と叫ぶと、蜘蛛の糸は切れ、カンダタは地獄に堕ちてしまった。

自分だけ助かろうとし、結局元の地獄へ堕ちてしまったカンダタを見て釈迦は悲しそうな顔をして蓮池から立ち去った。

⑨ 方丈記

鴨長明（一一五五年～一二一六年）

平安末期から鎌倉時代に活躍した歌人・随筆家。京都下鴨神社の神職の家に生まれるが、勢力争いに敗れ、神職での出世の道を断たれたことから出家、隠棲生活を送った。

方丈記

随筆。京都日野山の一丈四方（およそ5畳半）の方丈庵で書かれた。前半は、災害や飢饉、混乱する世の中で作者が経験した無常の有様が、後半は、出家隠遁した生活と心境とが述べられている。すべてのものは変化し、やがて滅びゆくという無常観が通底にある。

口語要約

河の水は絶えることなく流れ、もとの水はない。河のよどみに浮かぶ水の泡も、消えたかと思うと、生まれ、同じ状態にない。世の中にある人間も住まいも、同じようなものだ。美しい都に高さを競って家を建てても、昔あった家はほとんど残っていない。ある所は去年焼けて、今年新築し、またある所では大きな家は滅びて、小さい家となってしまっている。住む人も同じで、昔に顔を見た人は、二、三十人のうち、一人、二人である。人の命のはかなさは水の泡のようだ。

⑩ 俳句

松尾芭蕉（一六四四年～一六九四年）

俳人。伊賀上野（現在の三重県伊賀市）の人。三五歳ころ俳諧師として立ち、独自の俳境を深め閑寂高雅な蕉風俳諧を確立。明治時代に成立する俳句の源流を築いた「俳聖」として知られる。

小林一茶（一七六三年～一八二八年）

俳人。一四歳で信濃から江戸に出て俳諧を学ぶ。はじめ田舎俳諧として評価されなかったが、正岡子規によって、洞察眼、強烈な自意識が評価され江戸期の代表的俳人となる。

与謝蕪村（一七一六年～一七八四年）

俳人・画家。摂津国（現在の大阪市）の人。芭蕉、一茶と並び称される江戸俳諧の巨匠の一人。

正岡子規（一八六七年～一九〇二年）

歌人・俳人。愛媛県の生まれ。脊椎カリエスによる病床にあって、短歌・俳句の革新運動を推進した。

第3章 鑑賞の手引き

⑪ 羅生門

芥川龍之介

⑧『蜘蛛の糸』の項参照。

羅生門

『今昔物語集』から題材をとり、一九一五年に発表。有名な黒澤明監督の映画『羅生門』の原作は『羅生門』ではなく、同じ芥川の『藪の中』。

あらすじ

天変地異で荒れ果てた平安京。主人から暇を出された下人が一人羅生門で雨宿りをしている。下人が二階をのぞくと白髪頭をした猿のような老婆が死体から髪の毛を抜いている。下人が問い詰めると老婆はかつらにするという。死体はへびの肉を干し魚だといって売っていた女で、老婆は、せねば餓死をするのだから自分のしていることも女のしたことも仕方がないという。下人はその言葉を聞き老婆の着物をはぎ取り、足にしがみつく老婆を蹴り倒して夜の闇に消えていった。

⑫ 舞姫

森鷗外（一八六二年～一九二二年）

小説家・陸軍軍医。陸軍省の派遣留学生として四年間ドイツで学んだ後、『舞姫』『うたかたの記』などを発表。日清戦争、日露戦争中は文筆活動を抑えるが、軍医トップの軍医総監になると活動を再開。医学、文学、政治等多岐にわたり啓蒙的に活動した。

舞姫

ドイツ留学中に書かれた作品。将来を嘱望されるる日本のエリート官僚とドイツ人美少女との恋と別れを描く。当時は、外国人女性との恋愛など考えられない時代で、大きな反響を呼んだ。鷗外の実体験が色濃く反映されており、実際、鷗外の帰国後、後を追うようにエリーゼというドイツ人女性が日本にやって来た。一カ月後、エリーゼは帰国するが、その後長らく鷗外と文通を続けたという。

あらすじ

太田豊太郎は、大学法学部を首席で卒業後、某省に入りベルリン留学を命ぜられる。二五歳の豊太郎は、自由の空気を吸い近代的自我に目覚め、機械的な人間として生きてゆくことに疑問を抱く。ある日、エリスが父の葬式費用に窮しているのを救い、親しくなる。留学生仲間の中傷を受け、免職となるが、親友相沢のはからいで新聞社の職を得る。

相沢が大臣に随行してベルリンに来る。豊太郎は大臣のドイツ語、フランス語の通訳をする。相沢は豊太郎にエリスと別れるように諭す。豊太郎はエリスに身ごもったことを告げられた数日後、大臣に日本への帰国を諭され承諾してしまう。エリスは発狂する。

⑬ **こころ**

夏目漱石

③『坊っちゃん』の項参照。

こころ

一九一四年に『朝日新聞』に連載された。「先生と私」「両親と私」「先生と遺書」の三部から成る。前半は先生と知り合った私が、なかなか心を開かない先生を不思議に思い、後半で先生の手紙が届き、その理由を知る構成。人間のエゴイズムと倫理の葛藤を描き出した漱石の代表作。

あらすじ

＊先生と私

私は鎌倉で先生と出会い惹かれるものを感じて交流がはじまる。私は先生が定期的に誰かのお墓参りをしていることを知る。先生は自分の過去について語らないが、先生の奥さんから、先生は大学時代の親友が死んでから変わってしまったことを聞く。

＊両親と私

母からの手紙で父が病気であることを知り私は田舎へ帰る。ある日、先生から分厚い手紙が届く。「この手紙があなたの手に落ちるころには、私はもうこの世にはいないでしょう。」遺書めいた文章が私の目に入り、私は父の臨終に立ち会うことなく汽車に飛び乗り、汽車のなかで先生の手紙を読み始める。

＊先生と遺書

手紙は先生が大学生だったときに遡る。先生が下宿した本郷の未亡人の家には娘がいた。先生はそのお嬢さんと心を通わせる。そんな中、親友のKを誘い、一緒に住む。ある日、Kからお嬢さんに好意があると打ち明けられる。先生はKの気持ちを知りつつ未亡人にお嬢さんと結婚したいことを申し出、未亡人はその申し出を受ける。未亡人から、その話を聞いたKは自殺する。先生は自分を許せず隠遁生活を送るようになる。そして懺悔として死ぬことを決心した。その前に自分の過去を誰かに知ってほしいので手紙を書いた。

⑭ **和歌**

小野小町（生没年不詳）

平安前期の女流歌人。絶世の美女としてさまざまな伝説を残す。

菅原道真（八四五年～九〇三年）

平安前期の学者・文人。藤原時平の讒言で太宰府に左遷され、望郷と怨嗟の思いを抱きかの地で死す。死後、都に起こる厄災が道真の祟りと恐れられ、太政大臣の位を贈るとともに、天満天神として祀られた。

在原業平（八二五年〜八八〇年）

平安初期の歌人。当代一の美男子。

与謝野晶子（一八七八年〜一九四二年）

明治から昭和に活躍した歌人。処女歌集『みだれ髪』のストレートな恋愛表現で、文壇の寵児となる。

15 源氏物語

紫式部（生没年不詳）

漢詩文に優れた中流貴族の家に生まれ、幼少より漢文を読みこなす才女だった。藤原宣孝と結婚し一女を生む。夫の死後、一条天皇の中宮彰子の女房として出仕。

源氏物語

三部構成。第一部は光源氏が、さまざまな女性と関係をもちながら栄華をきわめる様を、第二部では最愛の紫の上を失った光源氏が苦悩する姿を、第三部では光源氏亡き後の子孫たちの恋と人生が語られる。宮中の恋愛模様に焦点を当てながら、貴族社会の内実と苦悩を描き出し、世界的に高い評価を受けている古典的名作。

口語要約

どの帝の御世であったか、天皇の后が大勢お仕えなさっていた中に、高貴な身分でないのに、目立って帝の寵愛を受けている方がいた。自分こそは帝の寵愛をと思っていた后たちは、その者を見下したり嫉んだりなさっている。同じ身分やその方より低い身分の者たちは、もっと心穏やかではない。始終嫉妬を受けたせいか、病気がちになってしまい、心細げに里に下がっていることが多いのを、帝はますます不憫にお思いになられて、一層の扱いをした。公卿たちも見ていられないほどの御寵愛ぶりである。

第4章 鑑賞の手引き

16 白浪五人男

河竹黙阿弥（一八一六年〜一八九三年）

幕末〜明治期の歌舞伎狂言作者。

白浪五人男（青砥《あおと》稿花《ぞうしはなの》紅彩画《にしきえ》）

盗賊五人の活躍を描く。この場面は、第三幕浜松屋の店先で弁天小僧が居直って正体を明かす場面。

口語要約

知らねえと言うのなら、聞かせてやろう。「石川や浜の真砂は尽きるとも世に盗人の種は尽きまじ」と石川五右衛門が辞世の句に詠んだように、盗人の種は尽きねえもんだ。七里ヶ浜の白浪（盗賊）は夜に働くもんよ。江ノ島で年季勤めをしていた稚児の頃、百味講でまかれる銭をくすねることからはじまって賽銭から百文、二百文とくすねるようになった。悪事と言うものはエスカレートするもんで、上の宮神社や岩本院という寺では、参拝客が寝ているすきに銭を盗るなんてことをやっていると、盗癖があると江ノ島を追い出されちまった。それからは、若衆姿で美人局、また小耳に聞いた音羽屋の声色を使って、強請《ゆす》りやたかりもやったもんだ。尾上菊五郎のせがれが菊之助だが、名前もそこからもらって弁天小僧菊之助とは俺のことだ。

17 走れメロス

太宰治（一九〇九年～一九四八年）

小説家。青森県の生まれ。人気作家となるも、破滅的な行動を繰り返し愛人と玉川上水で入水自殺を図り、三八歳で人生に幕を下ろす。

走れメロス

古代ギリシャの伝承とドイツの詩人シラーの詩を題材に書かれた。処刑されるのを承知の上で友情を守ったメロスが、人の心を信じられない王に信頼することの尊さを悟らせる物語。

あらすじ

メロスは、妹の結婚式のために必要な品を買いにシラクスの町を訪れた。シラクスの王が、人間不信のために多くの人を処刑していると聞き、メロスは激怒する。メロスは王の暗殺を決意して王城に侵入するが、捕らえられ、王のもとに引き出された。人間は私欲の塊で信じられぬ、と断言する王にメロスは真っ向から反論し、死刑を宣告される。メロスは親友のセリヌンティウスを人質として王のもとにとどめおくのを条件に、妹の結婚式のため三日の猶予を願い、王は受け入れる。メロスは無事妹の結婚式を終え、王宮に向けて走り出す。川の氾濫や山賊の襲来などに出遭うが、人間不信の王を見返すために、自分を信じて疑わない友人の命を救うために、自分の命を捧げるために走りつづける。メロスは到着し、約束を果たす。彼らの真の友情を見た王は改心した。

18 論語

孔子（紀元前五五二年～紀元前四七九年）

中国春秋時代の思想家・哲学者。司法長官にまでなるが権力争いに敗れ、五〇歳過ぎて諸国を放浪。仁と礼を中心とした徳の道を説き、理想の政治を行ってくれる君主を探した。六九歳で国に戻り、弟子の教育に力を入れる。孔子の考え方を体系化したものが儒教である。

論語

弟子たちが孔子の言行をまとめたもの。処世の道理から、政治論、社会的倫理観、教訓など内容は多岐にわたる。

19 徒然草

吉田兼好（一二八三年頃～一三五二年頃）

鎌倉・南北朝時代の歌人・随筆家。京都吉田神社の神主の家に生まれ、後二条天皇に仕える。三〇歳を前に天皇が亡くなり、出家・遁世した。

徒然草

鎌倉末期の随筆。自然観察、人生論、仏道論、恋愛論など多様な話題に鋭い視線から独自の考察を加えた文章は、身近な古典として広く愛読されている。

20 道程

高村光太郎（一八八三年～一九五六年）

詩人・歌人・彫刻家・画家。戦中に戦争を翼賛する戦争協力詩を書いたことを後悔し、戦後七年間、粗末な小屋で厳しい独居生活を送った。

道程

大学卒業、妻智恵子と出会った後の生の肯定と賛美が表れている。

監修

篠原菊紀 〈しのはら きくのり〉

諏訪東京理科大学共通教育センター教授（2018年度より公立諏訪東京理科大学情報応用工学科教授）。専門は応用健康科学、脳科学。茅野市縄文ふるさと大使。東京大学、同大学院教育学研究科博士課程を経て現職。「学習しているとき」「運動しているとき」「遊んでいるとき」など日常的な場面での脳活動を研究。テレビ、ラジオ、書籍などの著述・解説・実験・監修を多数務める。

参考文献
＊本書で紹介している作品は主に以下の本を参照しました。
1　風の又三郎　岩波文庫『童話集　風の又三郎　他十八篇』／2　平家物語　角川ソフィア文庫『平家物語』／3　坊っちゃん　岩波文庫『坊ちゃん』／4　サーカス　新潮文庫『中原中也詩集』／5　吾輩は猫である　岩波文庫『吾輩は猫である』／6　枕草子　岩波文庫『枕草子』／7　漢詩　岩波文庫『中国名詩選』／8　蜘蛛の糸　角川文庫『蜘蛛の糸・地獄変』／9　方丈記　ちくま学芸文庫『方丈記』／10　俳句　小学館『新編日本古典文学全集 70』『新編日本古典文学全集 72』・角川書店『日本近代文学大系 16』／11　羅生門　岩波文庫『羅生門・鼻・芋粥・偸盗』／12　舞姫　岩波文庫『舞姫　うたかたの記　他三篇』／13　こころ　新潮文庫『こころ』／14　和歌　小学館『新編日本古典文学全集 11』『新編日本古典文学全集 34』・角川書店『日本近代文学大系 17』／15　源氏物語　岩波書店『新日本古典文学大系』／16　白浪五人男　東京創元社『名作歌舞伎全集 11』／17　走れメロス　岩波文庫『富嶽百景・走れメロス　他八篇』／18　論語　岩波文庫『論語』／19　徒然草　岩波文庫『新訂徒然草』／20　道程　岩波文庫『高村光太郎詩集』

執筆協力　坂爪一郎
本文デザイン・DTP　orangebird

1日《にち》10分《ぶん》！
大人《おとな》の脳《のう》トレ 名作《めいさく》なぞり書《が》き

2017年11月5日　第1刷

監　　修　篠《しの》原《はら》菊《きく》紀《のり》

発 行 者　小澤源太郎

責任編集　株式会社 プライム涌光
電話　編集部　03(3203) 2850

発行所　株式会社 青春出版社
東京都新宿区若松町12番1号〒162-0056
振替番号　00190-7-98602
電話　営業部　03(3207)1916

印刷　大日本印刷　　製本　フォーネット社

ISBN978-4-413-11231-4 C0076